DU CHOLERA ORIENTAL.

DU CHOLERA ORIENTAL,

PAR M. LITTRÉ.

A PARIS,

CHEZ GERMER-BAILLIÈRE, LIBRAIRE,

RUE DE L'ÉCOLE DE MÉDECINE, N° 13 (*bis*),

ET CHEZ TOUS LES LIBRAIRES DE LA CAPITALE.

1832.

ÉPERNAY, IMPRIM. DE WARIN-THIERRY ET FILS.

PRÉFACE.

Le Cholera est, depuis plusieurs années, un sujet de préoccupation pour les peuples, de recherches pour les médecins. Notre pays, que n'a pas encore atteint le fléau, ne possède que peu de monographies originales sur cette maladie; mais les médecins anglais, russes et allemands, ont publié un grand nombre d'ouvrages, fruits de leurs observations sur le Cholera. On y trouve des essais de tout genre, des recherches curieuses, des préceptes utiles.

Ces ouvrages sont peu répandus en France. Notre travail à nous, qui n'avons été sur aucun des théâtres du Cholera, et qui n'avons point d'expérience personnelle à faire valoir, s'est borné à résumer avec fidélité les travaux des autres, et à en présenter tous les résultats. Nous n'avons pas eu d'autre objet, et si cet écrit n'est pas sans quelque intérêt pour nos lecteurs, il le devra aux sources dans lesquelles nous avons puisé, et dont l'accès n'est pas généralement ouvert à nos médecins.

DU

CHOLERA ORIENTAL.

ORIGINE ET PROPAGATION DU CHOLERA (1).

Avant de donner la description de la maladie que l'on désigne sous le nom de *cholera oriental*, et de commencer l'examen des questions que son apparition a soulevées, il convient de tracer sommairement l'histoire de sa naissance dans l'Inde, et de sa propagation sur une partie du globe.

De temps en temps, des maladies nouvelles se sont montrées parmi les hommes ; c'est un fait notable dans la vie de l'humanité, et qui doit attirer l'attention de l'historien et du physicien ; de l'historien, car c'est un problème curieux et intéressant à résoudre, que de savoir si, à mesure que l'intelligence humaine se développe et établit de plus en plus son empire sur la nature, l'homme est plus ou moins exposé à de nouvelles causes

---

(1) On n'est pas d'accord sur l'étymologie du mot cholera (χολέρα). Les uns le dérivent de χολή, *bile*; les autres le font venir de χολέρα, *gouttière*, à cause de la manière dont se font les évacuations.

On l'appelle dans l'Inde *mordechi*, d'où on a fait *mort de chien*.

Les Arabes le nomment *el haoua*, le vent, prétendant désigner par là sa propagation atmosphérique, dont on ne peut pas plus se défendre que d'une balle dans une bataille.

de maladies ; pour le physicien, car les races humaines, dont les pieds ne peuvent quitter le sol, tandis qu'elles sont plongées dans l'atmosphère . sont un immense et sensible réactif pour les influences terrestres et atmosphériques.

La petite-vérole a fait son irruption dans le monde vers le sixième siècle. La syphilis s'est développée pour la première fois, ou a pris une forme nouvelle et plus grave, à la fin du quinzième. Rhazès, médecin arabe, qui vivait au neuvième, a le premier parlé d'une manière précise de la rougeole, et ébauché sa description. Le berceau de toutes ces maladies est enveloppé de ténèbres impénétrables. Où et comment se sont-elles montrées d'abord ? ce sont là des questions que l'éloignement des temps et l'absence de documens rendent tout-à-fait insolubles.

Le cholera vient d'offrir à la science contemporaine le même problème que celui sur lequel elle s'était vainement fatiguée pour des siècles reculés.

C'est à l'année 1817, dans un district de l'Inde, que l'on rapporte son origine, à Zilla Jessore, ville située à cent milles au nord-ouest de Calcutta. Le 17 août de la même année, le docteur Tytler fut conduit par un médecin indou, vers un malade qui, la nuit, avait été pris de coliques, de vomissemens, de diarrhée; qui, au moment de la visite, était couvert d'une sueur froide, avait le pouls insensible, la face cadavérique, et qui mourut le lendemain matin. Le docteur Tytler ne songea nullement au cholera ; il crut même à un empoisonnement, le malade devant paraître le lendemain comme témoin dans une affaire criminelle. Mais le 20 les Indous annoncèrent que, dans le même coin du bazar, dix hommes étaient morts avec les mêmes symptômes, sept dans un autre endroit, et que plusieurs éprouvaient les mêmes accidens dans différentes rues de la ville. Si la maladie s'était bornée là, elle n'aurait pas pris un autre caractère que celui qu'avait déjà observé Bontius et d'autres médecins. C'aurait été une épidémie de cholera sur la ville de Jessore, rapide, aiguë, dangereuse. Mais tous ces phénomènes s'étaient montrés à nos prédécesseurs ; le cholera avait de temps à autre sévi sur certains points ; après avoir exercé ses ravages, il s'éteignait sans se répandre.

Cette année-là il n'en fut point ainsi. Le point de départ de la maladie n'était pas seulement à Jessore. Le mal s'était montré en mai à Nordia, et bientôt l'on sut que le cholera exerçait ses ravages sur toute l'étendue qui sépare Silhet de Monghir, et même depuis le Delta du Gange jusqu'à la réunion de ce fleuve avec le Jamna. Cette vaste épidémie a rapidement gagné toute l'Inde comme une traînée de poudre. Dès l'année 1818, la plus grande partie des possessions britanniques est en proie au fléau, et bientôt il rayonne au-delà de son foyer primitif. Il suit deux directions principales, l'une à l'Ouest, l'autre à l'Est. Le premier rayon gagne la Perse, l'Arabie; il envahit Mascate et Bassora, et s'élance à travers l'Océan, jusqu'aux îles de France et de Bourbon. De Buschir et de Bassora, il se divise pour se porter, d'une part, au Nord-Ouest sur Schiras; de l'autre, à l'Ouest, le long de l'Euphrate. Ainsi le voilà s'approchant de l'Europe par deux voies; il menace d'un côté la Syrie; de l'autre, par la Perse, il se porte sur les provinces caucasiques de la Russie. En 1822 il envahit la Syrie et la ville d'Alep, toute la Perse et la ville russe d'Astrakhan sur le Wolga ; mais là il s'arrête, sans qu'on puisse imputer cette suspension ni aux cordons ni aux quarantaines. Il ne franchit pas les limites de la Syrie, il ne remonte pas le Wolga ; il s'éteint, et l'Europe menacée se rassure. Il arrive bien jusqu'à elle quelques bruits d'épidémies meurtrières dans les steppes immenses de la Tartarie ; mais là le fléau semble s'égarer dans ces solitudes, et s'y engloutir.

Son rayon porté vers l'Est eut le même sort. Après avoir envahi l'Inde-au-delà-du-Gange, ravagé le royaume de Siam et Bankok, où il enleva, dit-on, 40,000 âmes, il gagne la Chine, où il fut très-meurtrier ; il se propage à travers les îles nombreuses de l'Océan indien ; on le retrouve à Macassar, dans l'île des Célèbes, mais bientôt il se perd dans les déserts de l'Océan, comme il s'était perdu dans les solitudes de la Haute-Asie ; seulement il renaît d'intervalle en intervalle dans l'Inde, son foyer primitif, et il y garde son funeste caractère.

Tels sont les premiers mouvemens du cholera. En 1817, il se manifeste dans le Bengale, et, dès 1822, on le trouve sur les rives de la Méditerranée et sur celles du Wolga. Quelle cause a arrêté sa marche, jusque là si rapide? Assurément ce ne sont ni les cordons ni les quarantaines ; car on n'en établit point. Quelle cause encore a rallumé l'incendie qui paraissait près de s'éteindre, et lui a donné assez de force pour franchir les limites sur lesquelles il était venu mourir une première fois? C'est un problème dont la solution n'est pas possible ; soit qu'une nouvelle propagation se soit faite du foyer de l'Inde, soit que le mal se soit reproduit de lui-même, toujours est-il qu'en 1829 il paraît en Perse, et que de là il gagne les provinces du Caucase, franchit les monts, se porte au Nord le long de la mer Caspienne, et reparaît à Astrakhan le 30 juillet 1830. Mais ce n'était pas là le seul point par lequel il entamait la Russie : à Orenbourg sur l'Oural, aux limites de l'Europe et de l'Asie, il éclate avec violence, importé, dit-on, par ces caravanes qui arrivent de la Bukharie et du Kirvan.

Alors le mal parut plus menaçant que jamais ; le gouvernement russe prend des mesures sanitaires rigoureuses, mais le cholera n'en gagne pas moins l'Ukraine, la Crimée, la Volhynie; d'une autre part, il marche sur Moscou. En 1830 cette ville est envahie. Vient la guerre de Pologne en 1831, et bientôt la traînée fatale atteint Varsovie et toute la Pologne, et pénètre en Gallicie ; dès-lors le fléau marche en Europe par deux voies bien distinctes : par l'une il se porte sur Berlin, par l'autre sur Vienne. Les cordons se multiplient ; on ferme la Prusse et la Hongrie, on garnit l'Oder et la Theiss. Vains efforts! Dantzig est pris, comme Bude ; l'Oder franchi, comme la Theiss, et le premier septembre 1831, les deux grandes capitales de l'Allemagne sont frappées. L'Elbe lui-même est franchi, et l'Europe occidentale reste ouverte par deux grandes voies au fléau voyageur. Mais pendant qu'il faisait ces larges trouées, il n'en avait pas moins suivi une autre direction vers le Nord. Archangel et Saint-Pétersbourg avaient été envahis ; et nous apprenons aussi que la Finlande est attaquée à son tour.

Puis, de Hambourg, il a traversé la mer d'Allemagne, et est allé se fixer à Sunderland. De là il se propage en Angleterre de la même manière qu'il s'est étendu dans les autres pays, et tous les jours les journaux anglais nous apprennent l'infection de nouvelles localités. Le gouvernement ne prend aucune précaution sanitaire, n'établit aucun cordon pour arrêter les progrès du mal. Le cholera se répand de proche en proche, n'en va pas plus vite, comme sans doute il n'irait pas plus lentement, quand bien même on lui aurait opposé ces impuissantes barrières.

Telle est la marche rapide qui, de 1830 à 1831, l'a porté, des bords de l'Oural, de la mer Caspienne et des montagnes du Caucase, jusque sur le golfe de Finlande, les rives de la Sprée, de l'Elbe, du Danube, et les côtes d'Angleterre. Rien n'annonce qu'il doive faire une halte comme celle qu'il fit en 1820; et, quand il la ferait, rien ne nous assurerait non plus que cet incendie mal éteint ne se rallumerait pas une troisième fois.

Mais ce n'est pas tout de renaître en Perse et en Russie; il s'est réveillé en Arabie, a dévasté la Mecque et les caravanes de pèlerins, a reparu à Damas, et, ici encore, le flot malfaisant n'est pas venu mourir sur les rives du Jourdain et de l'Oronte. Tandis que les glaces de la Russie ne l'arrêtaient pas, les sables brûlans du désert ne purent suspendre sa marche : il attaque Suez, frappe l'Egypte, et arrive jusqu'à Alexandrie.

Certes, ce n'est pas sans cette espèce d'étonnement qu'inspirent les grandes choses, que l'on considère la rapidité de sa marche, et l'immensité des pays qu'il a parcourus.

Avant tout, notons qu'il a pris pied dans tous les climats, en Russie comme en Arabie, en été comme en hiver, dans la Géorgie montagneuse comme dans les plaines de Pologne, dans le pays sec de la Perse comme dans les marécages des bords de la mer d'Azow.

Notons encore que sa naissance n'a pas été simultanée sur des points très-éloignés, qu'il n'a pas apparu, par exemple, en Perse en même temps qu'en Allemagne; mais que ses progrès ont été successifs, enchaînés l'un à l'autre, et que, là où il a fait des sauts, ces interruptions sont peu étendues, et s'expliquent, comme nous le verrons plus tard, par des circonstances particulières.

En un mot, cet exposé géographique prouve que le cholera peut se développer partout, mais que, dans son état actuel, il forme une longue traînée depuis les rives du Gange jusqu'à la mer d'Allemagne, jusqu'à l'Elbe et le Danube.

MARCHE ET SYMPTOMES DU CHOLERA.

Dans le long trajet que nous venons d'esquisser, le cholera a été observé par un grand nombre de médecins; mais le caractère en est si tranché et si constant, que, dans les lieux les plus éloignés, les descriptions les plus diverses présentent une frappante analogie.

Le cholera a-t-il une incubation?

On verra plus loin que les cas où il a été gagné par une personne qui s'est trouvée en contact avec un cholérique, ne sont pas très-rares, bien que le nombre en soit comparativement fort limité. Dans ces observations, l'explosion de la maladie s'est toujours faite dans les trois ou quatre premiers jours : c'est là le terme au-delà duquel il paraît que l'incubation du cholera ne se prolonge pas.

Dans la plupart des cas, il existe des symptômes précurseurs qui sont d'autant plus importans à observer, que la différence est fort grande entre le danger du cholera commençant et le danger du cholera confirmé.

« Si l'on approche d'une personne qui est déjà sous l'influence du cholera, dit M. Coledge, chirurgien anglais, on est frappé de la langueur sous laquelle le malade paraît succomber. Son visage pâle a une expression d'anxiété et de souci, qui n'est pas, comme plus tard, celle de la douleur; les traits sont affaissés. Cette expression particulière était remarquable pour tout observateur intelligent, et plusieurs officiers m'ont averti quand quelque homme la présentait. Les malades disent : Je ne puis travailler, je ne suis en état de rien faire ; mais je ne sais pas ce que j'éprouve ; j'ai de la pesanteur dans l'estomac, des mouvemens dans les intestins. Ces signes sont de sûrs avant-coureurs de l'explosion qui s'approche, et ils méritent une sérieuse attention. »

Un autre observateur, M. Prchal, médecin gallicien, décrit ainsi ces premiers phénomènes : « Quelque reconnaissable que soit le cholera développé, même pour un homme qui n'est pas médecin, quand il l'a vu une fois, cependant il a été parfois méconnu à son début par des hommes de l'art, et il est arrivé qu'on a regardé comme ivres des individus qui en ressentaient les premières atteintes. Voici les symptômes qui signalent ordinairement cette période, qu'en langage de Brown on appellera *opportunité :* de la douleur entre les omoplates, de la gêne dans la région épigastrique, des borborygmes dans les intestins, de la mauvaise humeur, un visage affaissé et terreux, quelque chose d'étrange dans la physionomie, des cercles bleuâtres autour des yeux ; ces divers phénomènes font craindre l'explosion de la maladie.

« Puis viennent soudainement les vertiges, la

céphalalgie, une douleur plus ou moins vive à l'épigastre; chez plusieurs, un obscurcissement de la vue, ou une dureté de l'ouïe et des maux de cœur. L'œil subit aussi quelques changemens, ou bien il est plus brillant qu'à l'ordinaire, ou bien le regard est celui d'un homme ivre.

« D'autres fois, la marche préliminaire est différente. Pendant plusieurs jours, l'appétit est diminué, il y a du malaise et des évacuations alvines, mais sans douleur. Les matières évacuées sont jaunes, mais elles deviennent de plus en plus ténues, jusqu'à ce qu'elles s'échappent comme de l'eau.

« Une pareille diarrhée se manifeste aussi parfois sans aucune indisposition préalable; si on la néglige, il en naît infailliblement le cholera.

« Mais souvent aussi le cholera débute sans prodromes, et le malade se trouve de prime-abord dans le même état que celui qui a passé par ces différens degrés; c'est souvent la nuit que se fait cette invasion. Voici la série des symptômes qui se manifestent dans l'un et l'autre cas. Des vertiges se font sentir, l'extrémité des doigts s'engourdit, et une sensation particulière de froid court le long de l'épine. Bientôt les acccidens se précipitent; les vomissemens et la diarrhée apparaissent, s'ils ne s'étaient pas encore montrés. D'abord ce sont des restes d'alimens et de matières stercorales qui sont évacués; mais bientôt les déjections ne sont plus composées que d'un liquide aqueux, qui s'épanche en quantité considérable par le haut et par le bas. Ces évacuations sont excessives; elles sont très-rapprochées, et se font sans grands efforts. Souvent elles sont le premier accident qui se manifeste après l'étourdissement et les vertiges, et les symptômes nerveux ne surviennent qu'ensuite; d'autres fois aussi elles manquent absolument. Tout se borne à quelques maux de cœur ; mais alors le danger est imminent : ce sont les cas où le mal s'est montré le plus promptement mortel, la maladie anéantissant de prime-abord toutes les forces vitales, et ne laissant place à aucune réaction.

A mesure que les symptômes se développent, l'anxiété épigastrique s'accroît rapidement, et elle atteint un haut degré. La respiration est pénible, les extrémités froides; le pouls faiblit, devient profond, et finit par être tout-à-fait insensible; seulement des battemens légers se font encore sentir dans le cœur et les carotides. Des crampes violentes, tantôt dans les extrémités inférieures, tantôt dans les supérieures, accroissent beaucoup les souffrances des malades, et leur arrachent des gémissemens. Les yeux s'éteignent et s'enfoncent dans les orbites ; les malades ont la sensation de cet enfoncement des globes oculaires dans leurs cavités. La peau est froide, elle fait éprouver cette impression qu'on ressent en touchant une grenouille ou le nez d'un chien bien portant ; elle est flétrie, plissée, comme si elle avait séjourné dans l'eau; elle se couvre d'une sueur abondante froide et visqueuse. La soif est forte, inextinguible; les lèvres se colorent en bleu, ainsi que la langue, les mains, les pieds et le visage qui se refroidit de plus en plus. Plus tard les évacuations s'arrêtent, et enfin les nausées ; presque toujours les crampes cessent vers la fin. Souvent il survient un hoquet; le froid des extrémités gagne le tronc; l'haleine est froide, les yeux sont entr'ouverts. Chez plusieurs moribonds le globe de l'œil est tourné en haut, et l'on n'aperçoit que le blanc de la sclérotique. Le malade entend à peine, ne voit plus; il répond cependant quand on le secoue ou qu'on l'appelle. D'autres fois il est tourmenté par une anxiété cruelle; il s'agite jusqu'à ce qu'il expire au milieu de crampes douloureuses.

Un phénomène qu'a signalé Anesley dans les Indes, et qu'on a retrouvé dans tout le trajet du mal, c'est une altération particulière de la voix; elle devient rauque et sifflante; et les malades ne peuvent faire entendre un son net et clair.

Tandis que le canal intestinal sécrète en si grande abondance un liquide aqueux, une autre sécrétion est considérablement diminuée, ou même supprimée, c'est celle des urines. Les reins ne font plus leurs fonctions, et à l'autopsie on trouve la vessie vide.

La bile est également retenue dans ses canaux, car on n'en voit point se mêler aux évacuations, ni par haut ni par bas.

La langue est souvent nette, quelquefois couverte d'un enduit jaunâtre; d'autres fois elle est sèche.

La douleur abdominale n'est pas constante; il en est de même de la rétraction du nombril et du hoquet. Le ventre percuté rend un son mat; ce qui tient à la présence de liquides dans les intestins. Les malades se plaignent souvent d'y sentir des pulsations.

Si l'on fait une saignée, le sang ne coule qu'avec une grande difficulté, et celui qu'on extrait ne se sépare pas en cruor et en sérum; il se prend en masse, et ressemble à une sorte de bouillie. On a ouvert aussi quelquefois des artères sur des cholériques, et on les a trouvées vides. Enfin, dans ce désordre effrayant, les facultés intellectuelles restent intactes.

Ces différens phénomènes ne se suivent pas toujours dans l'ordre indiqué, ni ne se présentent simultanément chez tous les malades ; ils varient en outre dans leur intensité et dans leur forme. Mais on peut donner comme symptômes constans et pathognomoniques du cholera, les symptômes suivans :

« Chute subite des forces musculaires, perte de « toute turgescence vitale, abaissement prompt et « considérable de température, affaiblissement et « disparition du pouls, vomissement et déjection « d'une matière jaune et comme crêmeuse, op- « pression profonde, altération de la voix et des « traits (*facies et vox choleræ*), état du sang qui « est épais, semblable au goudron, et qui ne coule « qu'à peine de la veine ouverte. »

Le cholera est une maladie excessivement aiguë, dont la marche est très-rapide ; quelques heures lui suffisent pour éteindre la vie, jamais il ne se prolonge au-delà de trois jours ; dans cette durée on ne compte ni le temps de la convalescence ni celui des maladies secondaires qu'il entraîne à sa suite.

Quand il doit se terminer par la mort, le refroidissement augmente, le pouls continue à rester insensible ; et, bien que parfois les évacuations cessent, aucune réaction vitale ne s'opère, l'oppression augmente, et le malade succombe.

Quand, au contraire, la maladie tend vers une issue favorable, les évacuations s'éloignent et cessent d'être purement aqueuses ; le pouls commence à se faire sentir, la respiration devient plus libre, les extrémités se réchauffent, le cours des urines se rétablit, et il survient une sueur chaude générale, qui est un des symptômes les plus heureux dans cette affection.

Cependant un retour de chaleur, l'apparition même de la diaphorèse, ne sont pas des signes d'amélioration auxquels il faille se fier sans réserve. On a vu plusieurs malades présenter ces symptômes favorables, puis retomber bientôt après dans un état pire, et succomber. Dans l'observation d'un médecin prussien, que nous rapportons à la fin de ce mémoire, on voit tous les signes du cholera reparaître après de pareilles apparences. Néanmoins le malade échappa au péril.

La convalescence est aussi prompte que l'avait été la marche du mal. En peu d'heures la physionomie change ; en 12 ou 24 heures, au plus en quelques jours, le visage a pris sa plénitude première. Les forces reviennent avec une égale promptitude; et en peu de temps un cholérique qui a été placé sur le seuil de la tombe, qui était froid comme le marbre, sans pouls et dans la plus profonde faiblesse, est rendu à ses occupations habituelles.

On observe que les récidives du cholera ne sont pas extrêmement rares.

Telle est la physionomie générale de la maladie. Cependant il ne sera pas sans intérêt de revenir sur quelques-uns des symptômes les plus saillans.

La respiration des cholériques est profonde, lente, pénible, preuve que l'hématose s'effectue mal dans les poumons, et que le sang qui y arrive en plus grande quantité et plus épais, résiste à l'action de l'air atmosphérique. M. Davy assure que le cholérique expire un tiers de moins d'acide carbonique qu'un homme bien portant. Toutes les fois que la respiration est embarrassée, il existe un sentiment d'anxiété. Ce sentiment se manifeste à un haut degré chez les cholériques, ils l'éprouvent constamment; ils semblent craindre qu'à chaque instant leur respiration ne s'arrête.

Les vomissemens et la diarrhée, qui n'évacuent qu'un liquide aqueux, semblable à de l'eau de riz, rarement coloré, sont les phénomènes qui ont frappé d'abord dans le cholera. C'est quelque chose de prodigieux que la quantité de matières ainsi rejetées hors du corps. Les évacuations se succèdent avec une grande rapidité; et l'on ne s'étonne pas du prompt amaigrissement qui se manifeste. Elles sont accompagnées de peu d'efforts, et s'écoulent comme un liquide versé hors d'un vase. Les vomissemens se font de même: on ne remarque pas ces fortes contractions qui signalent les vomissemens ordinaires; ce n'est que lorsqu'ils ont duré quelque temps, que les nausées et les efforts se font ressentir. Quand le malade n'a bu que de l'eau, ils n'ont ni goût ni odeur. Dans les matières du vomissement et des déjections alvines, on remarque souvent des ascarides lombricoïdes et des oxyures vermiculaires.

C'est un bien quand les évacuations s'éloignent et diminuent de quantité; mais c'est un signe de mauvais augure quand, au début de la maladie, elles ne paraissent pas, et quand, en même temps, le patient est frappé d'une grande faiblesse. Il est évident cependant qu'elles ne sont nullement critiques. C'est un symptôme, et rien de plus. A quoi tient-il? A l'inflammation des intestins, à l'état du sang, au trouble nerveux? Ce sont des questions que nous aborderons tout-à-l'heure.

Après les évacuations intestinales, on remarque les crampes, les contractions musculaires des bras, et surtout des jambes. Les muscles du tronc en sont rarement affectés. Elles sont fort douloureuses, et c'est un des accidens qui fatiguent le plus les malades. Elles apparaissent quelquefois dès le début, et persistent souvent même après la guérison. Tout démontre une singulière liaison entre les extrémités et les affections du canal intestinal, surtout celles qui paraissent résider dans les nerfs de la vie végétative. On sait que, dans la colique de plomb, les extrémités se paralysent ; on sait qu'il en est de même dans la colique de Poitou ; enfin, on se rappellera que dans cette singulière épidémie qui a régné à Paris en 1828, les pieds et les mains étaient douloureux, changeaient de couleur et se paralysaient, et qu'en même temps les organes digestifs présentaient des troubles plus ou moins considérables.

Ces contractions ont offert aussi cela de particulier qu'elles ont éclaté lorsqu'on croyait les malades tout-à-fait morts.

« Le serf Ivan Andrianow, dit M. Sokotow, médecin à Orenbourg, mourut du cholera en deux heures. Aussitôt qu'il eut expiré, on le lava, et on s'occupait à l'habiller, lorsqu'éclatèrent dans le cadavre des mouvemens extraordinaires qui causèrent un grand effroi aux assistans. C'étaient des contractions dans les pieds et les mains, dont la ressemblance avec celles qu'occasione la pile appliquée aux nerfs dénudés était frappante. D'abord de faibles mouvemens convulsifs commencèrent dans un ou deux faisceaux musculaires isolés, particulièrement au cou et dans les cuisses ; et ces mouvemens, se propageant vermiculairement, s'étendirent subitement à plusieurs muscles, de sorte que la tête s'inclina, les pieds s'agitèrent, se fléchirent, et s'élevèrent. Ces contractions durèrent, avec des intervalles, dix minutes; et enfin elles devinrent plus faibles et plus rares, et s'éteignirent. Ce phénomène se montra, quoiqu'avec moins d'intensité, sur le corps d'un homme mort du cholera dans l'hôpital d'Orenbourg, six ou sept heures après la cessation de tous les symptômes de la maladie. » M. Marshall, médecin au Bengale, a aussi observé deux cas où les convulsions se sont montrées sur des corps d'où l'on pensait que toute vie avait disparu. L'un des corps était déjà déposé à la salle des morts. Dans les deux cas, la tête éprouva un tremblement, les orteils s'étendirent lentement, puis se fléchirent; les extrémités inférieures prirent un mouvement de rotation autour du bassin, en se mettant sur les talons. Les bras exécutèrent des mouvemens de pronation et de supination; les doigts s'étendirent et se fléchirent. Dans un cas, ces contractions durèrent dix minutes, dans l'autre, trois quarts-d'heure. Pensera-t-on qu'elles se sont réellement manifestées après que la vie était éteinte? qu'elles sont dues à la persistance, après la mort, de la cause qui les provoquait tout-à-l'heure? le résultat d'un travail voltaïque qui s'est produit sur les muscles encore irritables du corps? ou bien admettra-t-on qu'on avait trop tôt cru à l'extinction de la vie; que les malades n'étaient morts qu'en apparence, et que les contractions étaient la continuation des symptômes de la maladie? Sans doute il est difficile de distinguer la mort réelle de la mort apparente; mais ces observations se sont renouvelées souvent; et il est difficile de croire que les garde-malades et les médecins se soient laissé tromper dans tous les cas, par une espèce de léthargie.

L'absence de la sécrétion urinaire est aussi digne de remarque dans cette maladie, d'autant plus que les reins n'ont offert aucune altération notable. On sait combien les suppressions urinaires sont funestes, et combien il est dangereux que les matériaux de ce liquide soient retenus dans le sang. Cette suppression singulière, dans une maladie qui ne porte nullement sur les organes urinaires, est un péril de plus : où en chercher la cause? La suppression de l'urine est-elle due à l'excès de sécrétions qui se font dans le canal intestinal? C'est ainsi que, dans les hydropisies, on voit les urines diminuer. Dans le cholera, où une énorme quantité de liquide est soustraite à l'économie en peu de temps, se produit-il en grand ce qui se fait sur une moindre échelle dans les collections hydropiques? ou bien les ramifications des nerfs sympathiques, qui vont se porter aux reins, se trouvent-elles affectées par la cause du cholera, et cessent-elles leurs fonctions? ou bien, enfin, est-ce dans l'état du sang qu'il faut chercher la cause de cette interruption d'une sécrétion importante?

La bile ne coule pas plus que l'urine dans le cholera; cependant il paraît qu'elle continue à être sécrétée au moins un peu, car on la trouve dans la vésicule, tandis que la vessie urinaire reste vide ordinairement. La salive semble aussi ne pas être fournie par ses glandes.

Le sang éprouve des modifications qu'on ne peut négliger dans l'examen du problème que présente le cholera. Celui que l'on tire dès le début de la maladie est épais, visqueux, noir; il coule avec difficulté; si on ouvre la veine plus tard, il ne coule pas du tout; il ne présente jamais de croûte inflammatoire. « Lorsque le cholera avait tous ses caractères, dit M. Blumenthal, médecin à Charcow, dans l'Ukraine, je n'ai jamais vu le sang se séparer en cruor et en sérum ; il se coagulait promptement en une bouillie homogène. » Ce sont là des altérations manifestes, et tellement précoces, qu'on ne sait ce qui précède l'altération du sang ou l'affection intestinale.

Enfin le sang circulant mal et fuyant la périphérie, la respiration s'exécutant d'une manière incomplète, il en résulte un abaissement considérable de température dans le corps, abaissement dont les malades n'ont pas conscience, et qui n'empêche pas qu'ils ne ressentent vivement l'application des substances même fort peu chaudes. Tout est froid chez les cholériques, la peau, l'intérieur de la bouche, l'haleine et la sueur qui les baigne. Plus la circulation s'embarrasse, plus le foyer vital, privé de ses alimens, baisse et s'affaiblit. Ses rayons s'étendent de moins en moins dans le corps, et la chaleur semble s'éteindre avant la vie.

MALADIES SECONDAIRES.

Plusieurs affections ont cela de particulier, qu'après une durée plus ou moins longue elles amènent d'autres affections qui sont quelquefois fort dangereuses. Ainsi les fièvres intermittentes, quand elles se sont prolongées, déterminent le gonflement de la rate, son induration et une ascite, maladies toutes différentes de la fièvre d'accès, mais qui sont liées à elle par un rapport nécessaire.

Il en est de même du cholera ; il a aussi une suite qui n'est pas moins dangereuse que lui-même. Seulement tout se passe avec la rapidité de la maladie principale. Dans le peu de temps qu'il dure, s'il ne se termine ni par la mort ni par la santé, il jette dans l'économie assez de perturbations pour qu'il en naisse des affections nouvelles d'un tout autre caractère, et qui n'ont de commun avec lui que l'extrême péril où elles jettent les malades. C'est là ce que les médecins ont appelé la seconde période du cholera; mais à tort, car il ne reste plus un seul de ses symptômes.

Voici ce qu'on lit à ce sujet dans le rapport des médecins du Bengale: « La fièvre, qui presque invariablement accompagnait cette seconde période de la maladie, participait beaucoup de la nature des maladies bilieuses ordinaires de ces contrées. La peau était chaude et sèche, la langue épaisse et couverte d'un enduit épais, la bouche sèche, la soif vive; il y avait des nausées, de l'agitation, de l'insomnie; le pouls était rapide et variable, quelquefois avec délire et stupeur ou d'autres affections bien prononcées du cerveau. En général, lorsque la maladie était mortelle dans cette période, la langue, de blanche qu'elle était, devenait brune, quelquefois noire, dure, et se couvrait d'un enduit plus épais; les dents et les lèvres offraient un enduit noir; l'état de la peau variait, des frissons alternant avec des bouffées de chaleur, le pouls devenait extrêmement rapide, faible et tremblottant. A ces symptômes succédaient des hoquets, une respiration suspirieuse, une extrême agitation et des mouvemens sourds; enfin le malade succombait, dans un état d'insensibilité, aux effets débilitans d'une fièvre lente, nerveuse, et de fréquentes évacuations alvines noires et poisseuses. »

M. Keir, médecin anglais établi à Moscou, qui y a observé le cholera pendant l'automne de 1830 et l'hiver de 1831, donne la description suivante de ces maladies secondaires : « J'ai observé, dit-il, que la maladie, dans cette seconde période, pouvait prendre quatre formes différentes : la première présentant un état inflammatoire de l'estomac et des intestins ; la seconde, offrant une irritation inflammatoire des poumons avec douleur dans la poitrine, toux, expectoration visqueuse et fièvre ; la troisième, caractérisée par une fièvre bilieuse ou nervoso-bilieuse avec suppuration des parotides ; la quatrième, enfin, présente un état de congestion et de sub-inflammation du cerveau et de la moelle épinière. Cette dernière était sans contredit la plus dangereuse et la plus souvent fatale de toutes. Elle paraissait en général se déclarer après que les évacuations alvines, les vomissemens et les crampes avaient cessé, et que la chaleur naturelle s'était un peu rétablie. Le malade se plaignait alors de douleur dans le dos, entre les deux épaules ou dans quelque autre point de la colonne vertébrale, quelquefois même tout le long de son trajet. Il paraissait assoupi au point que d'abord j'étais disposé à attribuer cet état, en partie au moins, à l'opium administré pendant la première période. Mais bientôt je me suis convaincu que la cause de ce symptôme et d'un autre qui caractérise fortement cette forme de la maladie, je veux parler de l'injection des vaisseaux de la conjonctive, était une congestion et un état sub-inflammatoire du cerveau et de la moelle rachidienne. Ce symptôme caractéristique, la rougeur de la conjonctive, commençait d'abord à se montrer dans la partie inférieure du globe de l'œil, augmentait graduellement, et finissait par gagner la partie supérieure en même temps que les yeux se tournaient en haut, et laissaient voir toute leur partie inférieure gorgée de sang. Cet état se terminait ordinairement par un coma profond, et par la mort au bout de quelques heures. »

Ces observations, répétées sur presque tous les points où s'est manifesté le cholera, prouvent que la fièvre secondaire est un annexe de la maladie principale, et qu'elle ne tient pas plus aux localités que le cholera lui-même. Elle s'est manifestée à Moscou et à Saint-Pétersbourg tout aussi bien qu'au Bengale. Elle est un résultat nécessaire de certaines conditions inhérentes au cholera. La maladie parvenue à cette état n'a plus aucun de ses caractères primitifs; la métamorphose qu'elle subit est telle que, sans l'aide des signes commémoratifs, il serait absolument impossible de porter un diagnostic assuré, et elle n'est guère moins redoutable que la forme primordiale de la maladie. Il paraît à ce sujet, que, dans l'Inde, plus de malades meurent dans la première période, et qu'en Russie, plus de malades ont été victimes de cette seconde période.

Le docteur Romberg, de Berlin, expose ainsi qu'il suit ses observations : « Parmi les maladies secondaires du cholera, les plus dangereuses sont les affections cérébrales qui se sont présentées à moi sous différentes formes, le plus souvent sous la forme typhoïde, plus rarement sous celles d'apoplexie, de convulsion ou de délire, jamais sous celle de paralysie. L'époque de leur apparition est variable; quelquefois elles se montrent dès le premier jour après la cessation du cholera, plus souvent le second et le troisième. Elles s'annoncent par les caractères suivans : rougeur considérable de la face, injection de la conjonctive, éclat extraordinaire des yeux, augmentation de chaleur, respiration bruyante, pouls accéléré et vibrant, peau sèche et rude, tension et sensibilité à l'épigastre, inquiétude, agitation de la tête, regard fixe ou incertain, quelquefois un sentiment inattendu de bien-être général qui n'est pas en rapport avec les autres symptômes. Bientôt le caractère typhoïde se dessine davantage; les paupières fournissent un mucus jaunâtre; les narines sont fuligineuses, la langue devient sèche, brune, noirâtre. La physionomie prend le caractère particulier de stupeur; cependant les yeux continuent à se tourner en haut, les paupières restent entr'ouvertes comme dans le cholera. Le malade est dans la somnolence; néanmoins, au début, on l'éveille facilement; il reconnaît les personnes qui l'entourent, répond d'une voix bégayante, et retombe dans son sommeil. La chaleur de la peau est inégale, plus grande au tronc, moindre aux extrémités. Le pouls, ordinairement de 80, 90, 100 battemens, est quelquefois plein; dans d'autres cas, petit et faible. Les selles sont bilieuses, épaisses, mêlées de masses gélatineuses, et s'échappent, comme l'urine, à l'insu du malade.

« Ce qui distingue surtout cette affection cérébrale consécutive du typhus et de la fièvre nerveuse, c'est qu'elle n'a ni type, ni coacerbations, ni rémissions. Elle n'offre aucun changement le matin, à midi, le soir, dans la nuit.

« La durée en est variable; la mort survient au bout de 24, 36, 72 heures, rarement plus tard; la guérison, le 3e ou 4e jour.

« Le danger est très-grand, et je n'hésite pas à déclarer cette affection cérébrale aussi périlleuse que le cholera lui-même.

« Après ces affections cérébrales viennent celles

de l'abdomen, qui ont leur siége le plus souvent dans la membrane muqueuse de l'estomac et des intestins, plus rarement dans le foie. Dans aucun cas je n'ai vu le péritoine enflammé; cette circonstance fait que les malades, qui gardent leur pleine connaissance, ne se plaignent pas spontanément de douleur dans l'abdomen, et ce n'est que lorsqu'on presse fortement cette partie, qu'ils ressentent une sensibilité qui persiste quelquefois après la convalescence, et que développe le moindre hoquet. Ordinairement le ventre est souple, le pouls est accéléré, la chaleur accrue, la peau sèche, la langue rouge et sèche, la soif forte, l'urine rare et rougeâtre. Le vomissement ou la diarrhée reparaissent quelquefois; mais les matières évacuées sont bilieuses, et jamais, dans cet état, je n'ai vu reparaître les évacuations propres au cholera; souvent aussi il y a constipation. Quand cette maladie secondaire ne se complique pas d'affection cérébrale, le pronostic est plus favorable.

« Plus rarement que les inflammations abdominales, se présentent celles des organes thoraciques, comme suite du cholera. Je n'ai observé qu'un petit nombre de fois la pleurésie qui a exigé l'emploi répété de la saignée. Le sang s'est alors couvert d'une couenne. »

De tout ceci, il résulte que, dans tous les lieux, le cholera a été, sur un certain nombre de sujets, suivi de maladies secondaires;

Que ces maladies ont beaucoup de gravité, presque autant que le cholera lui-même;

Qu'elles ont cela de particulier, que leur siége en est variable, puisqu'on les a observées affectant tantôt le cerveau, la moelle et leurs annexes, tantôt les organes abdominaux, tantôt la poitrine;

Que la cause de cette variation dans le siége doit tenir à quelque phénomène particulier au cholera;

Enfin, qu'elles ne présentent pas la même marche que les affections semblables nées spontanément, qu'elles se terminent plus vite, soit par la mort, soit par la guérison, sans suivre les mêmes périodes, et qu'elles ont, dans leur cours, quelque chose de semblable aux maladies par cause externe, qui ont aussi une marche différente des affections spontanées.

Ces particularités seront l'objet d'un examen plus détaillé, quand nous parlerons de la nature du cholera.

ANATOMIE PATHOLOGIQUE ET ANALYSE CHIMIQUE DES LIQUIDES.

ÉTAT EXTÉRIEUR DU CADAVRE.

En général, extrémités plus ou moins livides et contractées, peau des mains et des pieds comme raccornie, traits de la face affaissés et profondément altérés, ecchymoses et sugillations dans les parties sur lesquelles le corps a reposé; quelquefois la peau est bleue sur tout le corps, et particulièrement au visage, aux pieds, aux mains, au scrotum. Presque constamment grande roideur cadavérique. Selon quelques auteurs, la décomposition des cadavres est si prompte, qu'encore chauds il exhalent déjà une odeur insupportable. Au reste, cet état extérieur est tellement caractéristique, qu'au dire des médecins il suffit seul pour faire reconnaître que le cadavre est celui d'un cholérique.

APPAREIL DE LA LOCOMOTION.

Le docteur Davy a remarqué que, dans quelques cas, les muscles sont d'une extrême flaccidité, comparable à celle des animaux tués par l'électricité ou morts de fatigue. Ces muscles ont une teinte bleuâtre, mais l'exposition à l'air leur donne promptement une couleur d'un rouge vif.

APPAREIL NERVEUX.

Chez les 22 sujets mentionnés par Iachnichen et Markus, les *sinus de la dure-mère* étaient tous gorgés d'un sang noir et liquide, que la mort fût arrivée cinq heures après la première attaque ou qu'elle eût eu lieu plusieurs jours après. La même congestion a été également notée par tous les auteurs.

L'*arachnoïde cérébrale* s'est montrée opaque en plusieurs points, surtout sur le trajet des vaisseaux. Frantz a également signalé à plusieurs reprises le défaut de transparence dans l'arachnoïde.

La pie-mère, chez les 22 sujets observés, a toujours été trouvée fortement injectée, à quelque époque que la mort eût eu lieu. Les *plexus choroïdiens* étaient surtout remarquables par la distension de leurs vaisseaux, car l'on a remarqué entre la pie-mère et l'arachnoïde une lymphe blanchâtre plus ou moins opaque, tantôt répandue çà et là, tantôt entourant le trajet des vaisseaux principaux, tantôt enfin sanguinolente et gélatiniforme, noirâtre en quelques points, comme si un coup violent eût été porté sur cette partie.

Kéraudren a noté que quelquefois un sang noir était répandu en nappe sur toute la masse cérébrale. Les artères de la base du cerveau sont ordinairement gorgées de sang veineux. Les *ventricules cérébraux* contiennent, dans le plus grand nombre des cas, une quantité de sérosité plus considérable que dans l'état normal. Elle s'élève quelquefois à un verre et demi, deux verres. Quelquefois cette sérosité est sanguinolente.

La *substance cérébrale* s'est montrée intacte dans la très-grande majorité des cas. Quelquefois elle est fortement ponctuée de rouge-noir. Dans quelques cas, cette substance a paru d'une consistance plus molle que dans l'état ordinaire.

La *moelle épinière* va nous présenter des lésions plus graves ; peu d'auteurs à ma connaissance ont mentionné cette partie du système nerveux dans leurs nécropsies ; les détails suivans sont tirés du mémoire de Iachnichen et de Markus.

La *dure-mère rachidienne* a été trouvée plus ou moins rouge ; tantôt seulement rosée, tantôt d'un rouge intense colorant les deux faces de la membrane, et ne disparaissant pas par le lavage à l'eau tiède. Cette lésion n'existait que chez les sujets qui avaient succombé du cinquième au onzième jour après la première attaque. Chez un seul sujet, qui succomba 28 heures après l'invasion de la maladie, on trouva une matière blanchâtre qui recouvrait la dure-mère depuis la troisième vertèbre dorsale jusqu'à la neuvième.

L'*arachnoïde rachidienne* s'est montrée opaque en plusieurs points, principalement dans les environs de la queue de cheval.

Deux fois seulement les auteurs ont trouvé des lames cartilagineuses adhérant fortement à l'arachnoïde ; elles étaient arrondies, du diamètre d'une graine de moutarde à celui d'une lentille. Chez l'un de ces sujets, qui succomba 28 heures après la première attaque, ces lames cartilagineuses s'observèrent vers l'origine des deuxième, huitième, neuvième et douzième paires dorsales; dans le second, dont la maladie dura sept jours, ces plaques existaient dans toute l'étendue de la moelle, et seulement en arrière. Chez presque tous, la sérosité rachidienne était plus abondante qu'à l'ordinaire, et souvent sanguinolente.

Les *vaisseaux de la pie-mère* étaient fortement injectés, surtout aux environs de l'origine de la queue de cheval; et chez deux sujets on trouva une extravasation de sang de la grandeur d'une fève, vers la partie postérieure et inférieure de la moelle.

La *substance* de cet organe était intacte sur cinq des dix sujets mentionnés; sur les cinq autres existait un ramollissement plus ou moins étendu. Chez l'un le ramollissement siégeait dans la région cervicale et dans l'espace de un demi-pouce (durée de la maladie, 28 heures). Chez deux autres sujets, le ramollissement était pultacé, et siégeait en plusieurs points de la région dorsale (durée de la maladie, 45 heures chez l'un, 24 heures chez l'autre). Enfin chez les deux derniers, il siégeait dans les environs de la queue de cheval, et, comme dans les cas précédens, il était borné à une petite étendue et en arrière seulement (durée de la maladie, 4 jours chez l'un, 5 jours chez l'autre).

Chez un grand nombre de sujets, la *substance rachidienne* était fortement injectée.

Les *nerfs rachidiens et encéphaliques* ont présenté à plusieurs médecins de Moscou des traces de congestion inflammatoire, surtout vers les gros troncs.

On a peu d'observations sur l'état des nerfs ganglionaires; cependant M. Sanson a fait les remarques suivantes sur un cholérique de Berlin : Les ganglions semi-lunaires et cardiaques étaient rouges; une injection vive existait tout autour; ils étaient très-consistans, et lorsqu'on les incisait, leur épaisseur présentait une coupe violacée rougeâtre.

Le *névrilème* des nerfs a paru à M. H. Clocquet fortement crispé, ridé transversalement; ses vaisseaux étaient gorgés d'un sang rutilant et stagnant, comme si cette membrane avait été fortement phlogosée; ce phénomène était général.

TUBE DIGESTIF.

Le *pharynx* était sain dans presque tous les cas; cependant on y a trouvé quelquefois une matière crêmeuse, opaque et visqueuse, semblable à celle que nous verrons souvent dans l'estomac, et surtout dans l'intestin, matière qui se prolongeait jusque dans les *fosses nasales*.

L'*œsophage*, dans ses deux tiers supérieurs, présentait le même état que le pharynx, mais, dans son tiers inférieur, on remarquait assez souvent une injection très-violente de couleur rouge foncé, et même quelques ulcérations, comme l'ont noté Vos à Batavia, Gravier à Pondichéry.

L'*estomac* n'a quelquefois offert aucune modification pathologique; il était parfaitement sain dans les cas surtout où la mort avait été très-prompte. Cependant en général on trouvait tantôt une injection arborisée (il semblait que les artères et leurs petites ramifications avaient été injectées au vermillon), tantôt une teinte rouge uniforme et peu foncée, tantôt des plaques noirâtres comme mélaniques et ecchymosées, dépendant de l'extravasation du sang dans le tissu cellulaire sous-muqueux, la membrane muqueuse ayant conservé dans ces endroits sa consistance et son épaisseur naturelles; les plaques ont été signalées à tort comme gangréneuses par plusieurs auteurs. D'autres fois ces plaques rouges dépendaient d'une très-forte et très-fine congestion locale que l'on apercevait en plaçant la membrane entre l'œil et la lumière.

Dans le plus grand nombre des cas, ces modifications dans la couleur de la muqueuse s'observaient au grand cul-de-sac et au cardia, d'où elles se prolongeaient dans la partie inférieure de l'œsophage.

L'épaisseur et la consistance de la muqueuse étaient presque constamment dans leur état normal. Cependant Gravier dit avoir quelquefois rencontré des ulcérations, quelquefois même des perforations; de semblables altérations existaient dans le duodénum.

La muqueuse était quelquefois recouverte d'un mucus verdâtre, visqueux, et qui lui adhérait très-fortement. L'estomac renfermait tantôt *des gaz* qui le distendaient, tantôt différens *liquides*, soit aqueux, soit séro-sanguinolens. Lorsque la mort avait eu lieu très-rapidement, on trouvait quelquefois dans l'estomac des alimens non encore digérés.

Presque constamment les vaisseaux des courbures et leurs principales branches étaient fortement injectés.

Quant au *volume* de l'estomac, souvent il était augmenté par la présence de gaz abondans, mais plus souvent encore il était diminué; cet organe, fortement rétracté, n'avait quelquefois pas plus de largeur que l'ileum.

L'*intestin grêle* présentait de plus nombreuses et de plus constantes lésions.

Dans le plus grand nombre des cas, Annesley a trouvé une coloration d'un rouge vermillon, tantôt étendue à une partie seulement de l'intestin grêle, tantôt occupant toute la longueur de cet organe, et acquérant en quelques endroits (surtout vers la fin de l'ileum) une teinte plus sombre. Cette couleur vermillon est regardée par cet auteur comme caractéristique. L'on observait aussi très-souvent des plaques ecchymosées et comme gangréneuses, analogues à celles que présentait l'estomac, et répandues çà et là sur la longueur de l'intestin grêle, de l'ileum surtout.

Presque constamment les vaisseaux sous-séreux étaient fortement injectés et distendus par du sang noir et liquide.

Une seconde altération notée surtout par Annesley, et dont cependant plusieurs autres auteurs ont parlé, consiste en ce qu'en touchant et maniant l'intestin, il semblait contenir dans son intérieur une couche épaisse de pâte; Annesley caractérise cette lésion par le nom de *toucher pâteux*, et dit l'avoir observée dans la plupart des sujets; tantôt elle occupait toute l'étendue de l'intestin grêle, tantôt elle n'en occupait qu'une partie. On l'observait à peu près également chez les individus qui avaient succombé en quelques heures, et chez ceux qui avaient survécu plus de 24 heures à la première attaque de la maladie.

Les membranes de l'intestin avaient conservé leur épaisseur et leur consistance naturelles, et ne présentaient nulle part des ulcérations. Le docteur Christie a signalé cependant des cas où la muqueuse était molle, pulpeuse, se détachant aisément sous forme de pulpe épaisse. Cet état, borné ordinairement à une petite partie de l'intestin, occupait quelquefois toute son étendue. Bien plus, la muqueuse de la vessie et des uretères, parfois aussi celle des conduits aériens, offraient les mêmes apparences. Des matières de diverses espèces se trouvaient dans ce canal; et d'abord, dans presque tous les cas où l'individu avait succombé rapidement, on trouvait une matière visqueuse, tenace, ordinairement blanchâtre, et quelquefois verdâtre, semblable à de la crême, qui enduisait la surface de la muqueuse, à laquelle elle adhérait fortement, et qui diminuait ainsi le calibre de l'intestin en même temps qu'elle empêchait bien probablement l'action des médicamens sur cette membrane.

On trouvait aussi une abondante quantité de sérosité incolore, inodore, dans laquelle flottaient des flocons blanchâtres albumineux.

Ces divers produits de sécrétion intestinale demeuraient comme un épais sédiment terreux, argileux, sur le drap dans lequel le corps était enveloppé, quand la partie aqueuse s'était écoulée en travers. Suivant la plupart des auteurs, ce produit caractérise le cholera comme la matière du vomissement noir caractérise la fièvre jaune.

L'analyse a démontré que ces matières ont à peu près les mêmes élémens que le sang, moins la fibrine (Christie).

On ne les trouve d'ailleurs presque jamais chez les individus dont la mort a été rapide, ou qui n'ont pas eu d'évacuations alvines ni de vomissemens.

Dans la plus grande généralité des cas, et lorsque l'individu avait succombé rapidement, en moins de 24 heures, on ne trouvait aucune trace de bile dans l'intestin; quelquefois cependant ce liquide colorait en jaunâtre ou en verdâtre les matières contenues dans le duodénum et dans la partie supérieure du jéjunum.

Très-souvent des gaz, quelquefois des *ascarides lombricoïdes*, existaient dans l'intestin grêle, dont le calibre variait considérablement sur les différens points de la longueur de ce canal, et chez le même sujet. Ainsi on observait, soit des distensions gazeuses et partielles, soit des rétractions plus ou moins étendues, et qui oblitéraient quelquefois entièrement la cavité intestinale ; enfin des invaginations plus ou moins nombreuses, plus ou moins étendues, ont été fréquemment signalées par les auteurs.

Le *gros intestin* présentait des lésions assez analogues à celles de l'intestin grêle. Des gaz abondans en distendaient plus souvent encore la cavité.

Presque jamais de traces de bile ni de féces.

Rétractions très-fortes et partielles, surtout à l'arc du colon.

Le *péritoine* et *ses dépendances* (épiploons, mésentères) étaient sains, et ne présentaient qu'une injection vasculaire souvent très-intense.

APPAREIL VASCULAIRE.

Le *péricarde* n'a guère offert qu'une injection intense des vaisseaux de sa surface extérieure. Quelquefois sa face interne était d'une teinte rouge uniforme.

La *sérosité* qu'il contenait était généralement plus abondante que dans l'état naturel.

Constamment les *veines cardiaques* étaient fortement distendues par du sang noir et liquide.

Constamment aussi les *cavités droites du cœur*

étaient remplies et distendues par du sang de même nature, et par des caillots fibrineux très-volumineux, plus ou moins colorés et ecchymosés, adhérens aux colonnes charnues, et se prolongeant même dans les gros vaisseaux de la base.

Les *cavités gauches* ne présentaient ces caractères que moins souvent et d'une manière moins marquée.

La surface interne de ces cavités était dans l'état naturel, tandis que la surface externe du cœur présentait souvent des ecchymoses.

Les valvules cardiaques étaient quelquefois d'un rouge intense : cette coloration s'étendait jusque dans le gros vaisseau de la base.

Le *système artériel* ne présentait en général rien de remarquable; quelquefois cependant ses gros troncs contenaient une grande quantité de sang liquide moins noir que celui des veines.

Le *système veineux*, dans toute son étendue, était constamment distendu par une énorme quantité de sang noir et liquide. Les veines caves supérieure et inférieure, la veine porte, avaient acquis un volume énorme.

Le *sang* a toujours présenté de nombreuses et d'importantes modifications.

Sa *quantité* paraissait au premier coup d'œil augmentée. A l'ouverture des cavités splanchniques il ruisselait de toute part; mais les vaisseaux de la périphérie du corps n'en contenaient presque pas, en sorte qu'en dernière analyse le sang n'avait pas probablement augmenté de quantité, mais s'était seulement concentré d'une manière fort remarquable dans l'intérieur des viscères et des gros vaisseaux.

Le sang est épais, visqueux, ayant la consistance de l'huile, ou même du miel liquide. Il coule difficilement, et bave à l'ouverture de la veine.

Sa *couleur* est noire, semblable à celle de l'huile de goudron ; elle ne devient pas rutilante par l'action de l'air atmosphérique ; quelquefois cependant, au milieu de cette teinte sombre, le sang est sillonné de filamens rouges (Christie).

Son *odeur et* sa *saveur* n'offrent rien de particulier. Lorsqu'on abandonne ce sang à lui-même, il se prend bientôt en une masse gélatineuse, compacte, qui ne se sépare que rarement et difficilement en caillot et en sérum.

Le caractère qui frappe d'abord à l'analyse de ce liquide, est la diminution notable de la sérosité : elle semble manquer presque entièrement lorsque la maladie a duré pendant quelque temps, et que la mort est imminente.

Lorsque, au contraire, la maladie est peu avancée, ou lorsqu'elle tend à une terminaison heureuse, le sang est plus liquide et moins sombre.

Le docteur Hermann, qui possède en Russie la réputation d'une grande habileté dans les analyses chimiques animales, dit avoir constaté l'absence de l'acide acétique libre, dans le sang des individus affectés, et la présence de cet acide dans les matières excrétées, qui en contiennent une quantité correspondante à celle qui manque dans le sang ; mais la plupart des chimistes français n'admettent pas d'acide acétique libre dans le sang.

La *rate* (vraie dépendance du système vasculaire) sur 10 *cas*, présentait 9 fois son état naturel, et une fois seulement elle était petite et remplie de sang (Jahcnichen).

Gravier (cholera des Indes) l'a constamment trouvée dans son état naturel.

Hubenthal (cholera de Russie) dit l'avoir trouvée dure et petite chez les individus qui avaient succombé promptement, friable chez ceux qui avaient été plus long-temps malades.

APPAREIL RESPIRATOIRE.

Les *conduits aériens*, ordinairement sains, étaient quelquefois tapissés par une mucosité blanche, transparente; et la muqueuse, selon Christie, se détachait aisément sous forme de pulpe épaisse.

Les poumons sont affaissés la plupart du temps, et, suivant la comparaison d'Anesley, semblables à de la chair meurtrie; cependant ils conservent leur crépitation; dans le plus grand nombre des cas, du sang noir, abondant, spumeux, remplit et distend tous les vaisseaux pulmonaires.

En général, les lésions des poumons sont plus fréquentes et plus intenses à leur partie postérieure que dans le reste de leur étendue.

APPAREIL DES SÉCRÉTIONS.

Les *glandes salivaires* n'ont rien présenté de remarquable.

Le *pancréas* a été trouvé sain le plus souvent; cependant l'injection vasculaire y est plus marquée que dans l'état naturel; dans un cas, cet organe était gorgé d'une abondante quantité de sang.

Le *foie* est presque constamment gorgé de sang noir et épais contenu dans les principales ramifications vasculaires; sa consistance et sa couleur sont naturelles dans les 9 dixièmes des cas. Quelquefois cet organe est d'un bleu sombre, ou, au contraire, d'une couleur très-pâle.

La *vésicule biliaire* s'est présentée à Jachnichen 9 fois sur 10, énormement distendue par une bile épaisse d'un vert noirâtre. Une seule fois elle était transparente, analogue à la vessie natatoire des poissons, et contenait une bile presque incolore et très-liquide. Anesley l'a trouvée quelquefois dans son état naturel, d'autres fois plus petite, vide et comme contractée.

Le *canal hépatique*, ordinairement libre, présentait des traces du passage récent de la bile ; il en était de même du *canal cystique*.

Mais le *canal cholédoque* était tantôt libre sans traces de passage récent de la bile, tantôt fortement contracté, surtout près de son orifice intestinal, en sorte qu'il fallait employer une forte pression pour surmonter l'obstacle qu'il présentait à l'écoulement de la bile.

Les *reins* étaient en général sains, à l'exception d'une injection vasculaire très-intense remarquable dans leurs gros troncs, et qui pénétrait leur tissu. On ne trouvait point d'urine dans leurs conduits urinifères, et dans quelques cas ils avaient diminué de volume.

La *vessie*, presque constamment contractée, comme ratatinée, plissée semblable à un morceau de parchemin froissé, cachée sous l'arcade pubienne, ne renfermait pas d'urine.

La *muqueuse*, pâle, plissée, avait quelquefois une teinte rouge sur le trigone vésical. Christie l'a trouvée quelquefois molle et pulpeuse.

L'*urine*, suivant quelques auteurs, contiendrait moins d'eau et d'urée.

Les organes de la *génération* étaient sains, à l'exception de l'engorgement de leurs vaisseaux distendus par du sang noir et épais.

Tel est l'état des organes des personnes qui ont succombé au cholera.

Est-il possible d'y trouver un moyen de reconnaître, en ouvrant le corps d'un homme, qu'il est mort du cholera ?

Au premier coup d'œil la chose ne paraît pas possible. Les lésions sont si diverses, que rien de constant et de fixe ne paraît pouvoir y être déterminé. Tantôt ces organes présentent à peine quelques traces d'altérations ; tantôt ces altérations sont graves ; mais elles portent chez l'un, sur les viscères abdominaux, chez l'autre, sur les centres nerveux, chez un troisième, sur la poitrine.

Cependant un observation mettra de l'ordre dans ce désordre ; c'est la distinction entre le cholera lui-même et les maladies secondaires dont il provoque l'irruption. A celles-ci appartiennent les lésions diverses et souvent profondes, qui n'ont pas de siége constant, et qui se montrent tantôt sur un organe, tantôt sur un autre ; et, de même que pendant la vie il serait fort difficile de reconnaître, sans le secours des signes commémoratifs, que telle maladie est une suite du cholera, de même sur le cadavre les traces qu'elles laissent n'ont rien de spécial, aucun caractère précis que du moins on soit parvenu à découvrir.

Quant au cholera, voici les signes nécroscopiques qui lui appartiennent : « État particulier « du cadavre : yeux enfoncés dans les orbites, « taches bleues sur la peau, présence dans le ca- « nal intestinal d'une matière ténue et sembla- « ble à l'eau de riz, souvent une rougeur plus « ou moins marquée dans les intestins, vacuité « des artères et des veines superficielles, refoule-

« ment du sang dans les gros vaisseaux, dans les « cavités du cœur, engouement des poumons. » On trouve aussi presque toujours *la vessie urinaire vide*. Quand on rencontre ces signes sur un cadavre, on peut affirmer que la personne a succombé au cholera ; et l'affirmation sera encore plus positive, si le malade a pendant la vie présenté quelques symptômes suspects.

De ces remarques il résulte encore que le cholera tue sans produire de grands désordres matériels dans les organes. Il agit évidemment comme certains poisons très-violens, qui ne laissent que peu de traces de leur action si délétère pour l'économie humaine.

Mais lorsqu'il dure quelque temps, et que la vie résiste au choc redoutable qu'elle a reçu, il arrive souvent qu'il fait naître des mouvemens tumultueux, et qu'il trouble gravement le jeu des fonctions. Ce désordre est le point de départ de nouvelles maladies qui n'ont avec le cholera de commun qu'un rapport de filiation, et qui laissent sur le cadavre des lésions profondes.

Le sang présente, durant la vie des malades, des changemens trop facilement appréciables pour qu'on ne se soit pas occupé de l'analyse des liquides.

Le professeur Hermann, de Moscou, a cherché à déterminer le rapport du sérum et du caillot dans le sang des cholériques.

Un homme qui succomba dans l'espace de peu d'heures, au commencement de l'irruption du cholera, en septembre 1830, fut saigné quatre heures avant la mort, après des vomissemens violens. Son sang donna 40 de sérum et 60 de caillot, c'est-à-dire, une proportion de près du tiers en sus du caillot.

Voici, au reste, un tableau qui offre l'exposé d'un certain nombre d'analyses :

	Caillots sur 100 parties de sang.		Serum sur 100 parties de sang.
Sang d'un jeune homme en santé	43	—	57
— d'une femme enceinte.	44,75	—	55,25
— d'une jeune fille à la première attaque du cholera, avant que des évacuations aqueuses aient eu lieu. .	50	—	50
— d'hommes cholériques qui ont été guéris	55	—	45
— tiré après des évacuations aqueuses.	60,3	—	39,7
— — — —	61,5	—	37,5
— d'un homme qui a succombé, tiré 4 heures avant la mort.	60	—	40
— d'une femme qui a péri du cholera, mais qui avait aussi une fièvre inflammatoire	46,25	—	53,75

Le sang recueilli dans les cavités gauches du cœur chez un homme mort du cholera, était incomplètement coagulé. Par une faible agitation, il devenait liquide et parfaitement homogène. On ne pouvait produire une véritable séparation du caillot et du serum.

M. Hermann a cherché à découvrir dans le sang des cholériques la présence de l'urée ; car la sécrétion de l'urine est presque entièrement interrompue dans le cholera ; mais le chimiste allemand n'en a pu rencontrer dans le sang d'un cholérique qui n'avait pas uriné depuis trois jours.

Il a fait aussi des expériences sur la matière des vomissemens. Il en résulte : 1° que les liqueurs vomies ne contiennent d'acide libre, que l'acide acétique ; 2° que les seules substances animales contenues dans ces liqueurs sont le mucus de la salive et une substance analogue à l'osmazome.

Sur 1,000 parties M. Hermann a trouvé :

Substance analogue à l'osmazome, contenant de l'eau.	6,51
Mucus de la salive.	1,04
Acétate de soude et chlorure de sodium, avec de petites quantités d'acide phosphorique de chaux, et de magnésie.	1,56
Acide acétique anhydre.	0,89
Eau et mucus.	990,00
	1000,00

On voit que cette composition des liqueurs vomies a les plus grands rapports avec celle du sur-gastrique.

Quand aux matières rendues par les selles, M. Hermann y a reconnu l'existence de l'acide acétique. Au reste, elles ont beaucoup d'analogie avec les matières vomies.

L'urine des cholériques qui recommencent à uriner, contient les mêmes matières que celle des hommes sains, en moindre proportion cependant; chose singulière, car il semble qu'après une suppression comme celle qui survient dans le cholera, l'urine devrait se montrer fort chargée.

La bile sur les cadavres des cholériques est toujours en quantité considérable; elle distend la vésicule, elle est aussi plus épaisse et plus dense. Il est évident qu'elle n'a pas pu couler, mais, de même que la suppression d'urine n'amène pas l'urée dans le sang, de même la rétention de la bile ne produit pas d'ictère.

Ainsi, en résumé, la chimie nous apprend: 1° que le sang éprouve une notable modification, qui consiste dans une diminution de liquidité et dans une augmentation du caillot.

2° Que les matières qui sortent du canal intestinal sont purement acides.

3° Que la bile et l'urine ne sont nullement modifiées dans leur composition.

Une nouvelle analyse du sang, faite en Angleterre, a donné les mêmes résultats.

Le sang venait d'un cholérique âgé de 33 ans, et mort à Sunderland.

En y appliquant la langue, on n'y a trouvé ni saveur ni odeur particulière. La matière colorante, l'albumine coagulée et la fibrine, étaient également sans goût ni odeur. Il ne contenait point de gaz, et il était aussi noir que du goudron.

	Sang d'un matelot mort d'une autre maladie que le cholera.		Cholérique.
Eau.	756	—	644
Albumen coagulé.	121	—	31
Matière colorante.	59	—	253
Carbone libre.	32	—	66
Fibrine pressée.	18	—	6
Muriate de soude, de potasse et extrait animal.	14	—	»
	1000		1000

NATURE DU CHOLERA.

Nous venons d'exposer en détail les symptômes de la maladie et les lésions anatomiques qu'elle laisse après elle. Il s'agit maintenant de déterminer, à l'aide de ces données, et autant que le permet l'état actuel de nos connaissances, quel est le siége et la nature du cholera ; il s'agit d'examiner s'il est possible de résoudre les questions suivantes :

Sur quel organe le principe cholérique porte-t-il sa première atteinte?

De quelle nature est l'affection à laquelle il donne lieu?

Par quels moyens produit-il la mort?

Quelle est l'importance de l'anatomie pathologique dans cette maladie?

Le mal donne-t-il la mort par une action directe sur le système nerveux, ou bien ne met-il fin à l'existence qu'en désorganisant matériellement quelques-uns des organes essentiels à la vie ?

Sans doute, quand on poursuit l'examen de pareilles questions, on trouve bientôt la borne au-delà de laquelle l'œil le plus perçant ne rencontre que d'incertaines lueurs ou d'impénétrables ténèbres. Cependant cette application de nos connaissances physiologiques n'est dénuée ni d'intérêt ni d'importance ; c'est la meilleure pierre de touche de nos progrès.

L'application des maladies est une sorte de contre-épreuve de notre physiologie. Le problème physiologique se présente à chaque instant sous deux formes. Telle action sur l'économie étant donnée, qu'en résultera-t-il ? Et réciproquement, tel effet produit sur l'économie étant donné, quelle est l'action qui y a donné lieu ? Dans le cas du cholera, nous ignorons quel est le mode de l'agent morbifique sur l'économie; mais nous connaissons un certain nombre des phénomènes qu'il produit. C'est de cette base que nous partons pour arriver à l'origine. Cette origine est, à la vérité, hors de notre atteinte, mais encore est-il bon de noter tout le chemin qu'il nous est permis de faire, et combien nous en approchons.

Le cholera a deux modes de se manifester : ou bien il attaque brusquement l'individu avec violence, et lui porte une atteinte subitement mortelle, alors la vie s'éteint en une ou deux heures ; néanmoins il survient encore quelques symptômes du côté des voies digestives ; ou bien, et c'est le cas qui est à beaucoup près le plus fréquent, la vie ne reçoit pas de prime-abord un coup aussi rude. Les premiers désordres se manifestent dans le canal intestinal, et ce n'est qu'après qu'ils ont duré un temps plus ou moins long, que le mal passe à un grand état d'acuité; mais, pour avoir pris ce détour, il n'en arrive pas moins au terme. La vie reçoit cette atteinte profonde qu'elle n'avait pas reçue du premier coup, et tout devient semblable pour la gravité des symptômes, entre le malade qui a commencé par les vomissemens et la diarrhée, et celui que le mal a frappé d'abord comme un coup de massue.

Le trouble de l'appareil gastrique est donc un des caractères essentiels du cholera, un caractère qu'il faut faire entrer en première ligne pour l'explication pathologique.

Un phénomène non moins important à signaler, c'est le désordre qui se manifeste dans la circulation et l'hématose. Le sang fuit la périphérie; il se réfugie dans les gros vaisseaux et dans la profondeur des organes, et non-seulement on remarque cette fuite du sang, qui se retrouve aussi dans les frissons des fièvres d'accès, mais encore ce liquide subit une altération manifeste; il est plus noir, plus épais; il ne se sépare pas en caillot et en sérum; il contient une quantité de substance coagulable beaucoup plus considérable qu'à l'ordinaire; en un mot, il est modifié et dans son mode de circulation et dans quelques-unes de ses propriétés.

Ces deux phénomènes capitaux ne sont pas la cause l'un de l'autre : ni le sang modifié d'une manière quelconque ne peut produire ces vomissemens et ces déjections d'une matière particulière, ni l'affection du canal intestinal ne peut donner subitement naissance à de pareilles altérations du liquide sanguin. Il faut remonter plus haut, chercher ailleurs un lien, une cause commune qui rattache l'un à l'autre ces deux phénomènes dissemblables et cependant concomitans.

Or, ces faits conduisent directement l'esprit sur le système nerveux ganglionnaire, qui tient sous son influence les fonctions immédiatement troublées par le cholera. Il y a sur ce sujet une remarque assez curieuse à faire : dans la colique saturnine, qui se manifeste par de vives douleurs et une constipation opiniâtre, et où le plomb paraît avoir agi sur les nerfs ganglionnaires, les extrémités se paralysent; dans le cholera, où les mêmes nerfs semblent attaqués, mais où les déjections sont excessives, les extrémités sont agitées de mouvemens convulsifs et de crampes douloureuses. Il semble évident, par le rapprochement de ces faits, qu'il y a, entre certaines affections abdominales et les membres, quelques relations pathologiques, que l'on désigne sous le nom de sympathie, et qui nous prouvent combien nous sommes peu avancés dans la vraie physiologie.

Un symptôme constant du cholera porterait à croire que le nerf vague n'est pas étranger à l'affection; c'est l'altération de la voix qui est particulière aux cholériques.

Si maintenant on se reporte aux résultats des autopsies; si l'on se rappelle que dans les cas où la mort est arrivée promptement, les lésions trouvées sur le cadavre sont ou nulles ou légères, variables, incertaines, on sera très-fortement porté à croire que le cholera exerce son action primitive sur les nerfs régulateurs de la vie organique, et que de là le coup se fait sentir immédiatement sur le canal digestif et la circulation.

De quelle nature est cette action ? Il est impossible de faire aucune réponse à cette question. Pour savoir comment un mécanisme se dérange, il faut savoir comment il agit, et nous ignorons absolument le mode par lequel les nerfs ganglionnaires exécutent leurs fonctions. Ainsi, en essayant d'expliquer comment le cholera se manifeste dans l'économie, nous ne ferions qu'enter une hypothèse sur une hypothèse; car il ne faut pas s'y tromper, tant qu'on n'aura pas, pour reconnaître les lésions des nerfs, d'autres signes que des signes négatifs ou des inductions, l'esprit pourra bien se sentir naturellement porté à chercher dans ce domaine inconnu l'explication des phénomènes qu'il ne peut concevoir; mais il devra se défendre de transformer en certitude une supposition, et une interprétation douteuse en une base capable de supporter des raisonnemens ultérieurs.

Mais lorsque la maladie a duré un plus long espace de temps, des désordres variables dans leur siége, mais plus ou moins profonds, se trouvent sur les cadavres qui ont succombé. Les membranes muqueuses de l'estomac et des intestins sont rouges et ramollies, les poumons sont gorgés de sang, le cerveau et la moelle sont remplis de ce liquide; on y remarque même parfois des épanchemens sanguins ou des effusions séreuses. Ces désordres sont constans lorsque le cholera a duré, et l'on conçoit très-bien que de pareilles lésions produisent la mort par elles-mêmes. Dans ce cas, le cholera s'est transformé; il a donné naissance aux maladies secondaires.

Les variations dans le siége de ces lésions, mais leur constance dans leurs modes d'être, portent fortement à croire qu'elles sont dues à une seule et même cause, et que cette cause est l'arrêt du sang épaissi, altéré, troublé dans son cours par l'impression du cholera. Alors, suivant des circonstances qu'il ne nous est pas donné d'apprécier, c'est tantôt vers les intestins, le foie, les poumons ou les organes nerveux centraux, que se fait l'accumulation du sang; alors il arrive deux cas: ou le malade a résisté à l'impression du cholera; ces accumulations morbides ont été peu considérables, elles se résolvent promptement, et le malade guérit; ou bien l'action du cholera est complètement éteinte chez le malade; mais il reste en proie à des affections plus ou moins graves et de diverses natures, qui sont le produit de ces stases pathologiques du sang.

Les mains, les pieds et plusieurs points de la peau, restent bleus sur les cadavres des cholériques; de pareilles congestions s'effectuent à des degrés variables dans les organes, et produisent, quand le malade a résisté au premier assaut, des maladies secondaires qui peuvent présenter un très-grand danger. Il se passe ici, dans un temps très-court, ce que l'on voit arriver dans un plus long intervalle chez les individus atteints de fièvres intermittentes. Quand ces fièvres ont duré long-temps, il survient un gonflement de la rate, une ascite, qui ne sont ici que des phénomènes secondaires, mais qui ont leur gravité, et qui compromettent souvent les jours du malade. C'est là l'anatomie pathologique secondaire des fièvres d'accès, condition qui, lorsqu'elle survient, produit une maladie toute autre que celle qui a donné d'abord naissance à ces altérations organiques. Il en est de même dans le cholera: quand il ne tue pas du premier coup, il produit dans l'économie un trouble qui se révèle par des lésions diverses dans certains organes, et ces lésions à leur tour sont le point de départ d'autres phénomènes morbides, qui ont leurs symptômes, leurs dangers et leur traitement.

Cette chronologie des symptômes et des lésions, utile dans dans toutes les maladies, jette du jour sur la marche du cholera.

En résumé, il résulte de cette discussion :

1° Que le cholera est une affection manifestée par un trouble dans les organes digestifs et la circulation ;

2° Que, probablement, ces deux désordres fonctionnels sont produits par une lésion du système nerveux qui préside à la vie organique ;

3° Que, dans cet état, le cholera peut tuer, sans laisser de désordres dans la texture des organes.

4° Que, lorsqu'il dure plus long-temps, il produit différentes lésions, qui quelquefois se résolvent très- facilement, mais qui souvent aussi compliquent le cholera d'affections secondaires plus ou moins dangereuses.

MODE DE PROPAGATION DU CHOLERA.

C'est sans doute un spectacle singulier, que cette maladie, que nous voyons naître dans les plaines de l'Inde et sur les bords du Gange par des causes inconnues, et s'avancer d'un vol rapide à travers l'immensité, des distances par des moyens qui ne sont guère moins ignorés que sa cause elle-même. Les plus vifs débats se sont moins élevés sur la nature de la maladie que sur son mode de propagation, et depuis qu'elle a atteint les limites de l'Europe orientale, tout le public médical se débat sur la question de savoir si le cholera est ou n'est pas contagieux. Tant que le mal s'est maintenu dans l'Inde, et que, dans son vol de dix années, il n'a plané que sur les plateaux de la Haute Asie ou les mers et les îles de l'Océan indien, il a été malaisé de reconnaître, à travers des récits exagérés, tronqués et variables, par quelle voie il gagnait ainsi de proche en proche, et triomphait de tous les obstacles; mais maintenant qu'il a été vu sous une multitude de faces par de nombreux observateurs, peut-être est-il possible de se faire une idée de la progression du cholera. Du moins les matériaux sont plus nombreux, et ils inspirent plus de confiance. Le meilleur moyen d'éclaircir les questions, est de rapporter les faits. Nous allons établir, par des observations, ces trois points :

1° Le cholera se communique par le contact ou le voisinage des personnes malades;

2° Il se communique par les vaisseaux et les caravanes qui viennent de lieux infectés;

3° Le cholera se développe à distance, sans contact ou voisinage rapproché des personnes ou des lieux infectés.

1. *Le cholera se communique par le contact ou le voisinage des personnes malades.*

Les faits suivans, que nous ne faisons que choisir parmi une foule d'autres, serviront à démontrer cette proposition :

Propagation du cholera dans le village de Russ, sur la côte du Curisch Haff (Prusse), par le chirurgien Ebel, de Russ.

Russ, qui compte environ 2,000 habitans, est situé immédiatement près des embouchures multipliées du Niémen, dans le Curisch Haff; il est coupé par beaucoup de cours d'eau, et tout son territoire tellement exposé aux inondations, que souvent on ne peut communiquer d'une maison à l'autre qu'en bateau. Des fièvres intermittentes, et d'autres maladies propres aux contrées basses et humides, y règnent continuellement, et, comme les habitans, qui vivent sur la mer et dans de rudes travaux, sont loin de s'abstenir d'excès, la mortalité y est fort grande. Malgré ces conditions défavorables, Russ a été long-temps épargné par le cholera, bien qu'il se fût déjà montré sur plusieurs points du voisinage. Ce fut seulement le 2 août 1831 qu'il attaqua le village. L'écrivain Kuhlins en mourut après huit heures de maladie; depuis plusieurs jours il souffrait de la diarrhée. Ses occupations auprès du tribunal l'avaient mis en contact de toute espèce avec beaucoup de monde, et nommément avec des gens qui venaient de lieux infectés. Si, de tous les employés du tribunal, il a été le premier atteint, cette circonstance tient sans doute à la maladie antécédente sous l'influence de laquelle il était. Le médecin chargé d'examiner les circonstances de cette mort, hésita à déclarer que Kuhlins eût succombé au cholera, et le corps fut inhumé comme à l'ordinaire. Le jour même de l'enterrement, l'hôtesse Schoenwaldt, qui habitait la maison contiguë, fut saisie du cholera, et mourut le 7 août, troisième jour depuis l'invasion. En même temps, le mal se déclara chez l'écrivain Neuss, qui avait eu de fréquens rapports avec Kuhlins, et qui ne fut sauvé qu'avec peine. On ne prit aucune mesure pour isoler les maisons. Mais on ne put méconnaître le cholera, quand on vit la femme Hermann, qui avait lavé et enseveli le corps de la femme Schoenwaldt, tomber malade deux jours après, et succomber le quatrième. En outre, le mal atteignit, le 9 août, un ami de l'aubergiste Schoenwaldt, nommé Dobrin, qui l'avait souvent visité, et qui était encore dans cette maison le jour même de la mort de la femme; on ne le sauva qu'à grande peine.

Pendant la maladie de Dobrin, Lambrecht, employé de l'enregistrement, arrive à Russ, de Rautenburg, village éloigné de plusieurs lieues et tout-à-fait sain, pour acheter un cheval à Dobrin. L'affaire terminée, il part le soir même, mais en chemin il tombe malade du cholera. Après une courte maladie, Lambrecht retourne chez ses parens, et, le jour même de son arrivée, deux personnes sont attaquées du cholera dans sa maison, un enfant de 6 ans et un adulte vigoureux. Le premier mourut le jour suivant, et le second guérit en peu de temps.

Un aubergiste, nommé Jagst, avait souvent visité Dobrin pendant sa maladie; il fut atteint du cholera pendant la convalescence de Dobrin, et guérit; mais, pendant la maladie, le cholera gagna une femme qui demeurait dans la même maison, et qui en mourut.

Les deux personnes qui avaient enseveli le corps de Kuhlins, moururent du cholera les jours suivans. L'une d'elles, la femme Huckert, avait une fille qui servait chez M. Born, et qui visita souvent sa mère pendant sa maladie. Elle introduisit la maladie dans la demeure de M. Born, qui en fut atteint, ainsi que sa fille de 8 ans et une autre femme; celle-ci succomba seule. Dès que la maladie eut atteint cette demeure, on la ferma soigneusement; on l'isola complètement, et la série des accidens s'arrêta là.

A cette exposition historique de la marche de

la maladie à Russ, il faut ajouter qu'outre les cas rapportés plus haut, nulle autre personne n'a été atteinte à Russ dans le même temps, et que, pour ceux qui veulent nier la faculté communicatrice du cholera, il ne reste plus qu'à révoquer en doute la vérité de ces faits, ou d'attribuer au hasard la circonstance que ceux-là seuls soient tombés malades du cholera, qui avaient été précédemment en contact avec des cholériques.

Le fait suivant corrobore encore ces assertions: Le 3 août, le batelier Narkus regagnait en bateau sa maison située sur les bords du Haff, près de Russ. Le cholera l'atteint sur son bateau même, de sorte qu'il rentre chez lui très-malade. Il y meurt bientôt. Trois jours après, sa femme et trois autres personnes, qui demeuraient dans cette maison, en sont affectées, et toutes meurent.

C'est surtout à la campagne, là où les habitations sont isolées, que l'on peut faire de pareilles observations. Elles sont impossibles dans les villes, à cause de l'accumulation de la population, et du contact continuel des habitans entre eux.

Cholera à Custrin.

La femme Thiele, atteinte du cholera, fut menée dans l'hôpital de la ville; elle fut mise dans la même salle que la veuve Schummel et Amélie Maleck. Jean Denderlein, qui se trouvait dans le même hôpital, fut employé comme infirmier, et il frotta Thiele; il rendit le même service au batelier Hennig, qui, pour une autre affection, était couché dans une chambre séparée. Ce dernier fut saisi du cholera, et mourut. Deux jours après, la maladie attaqua le domestique Grosse, qui avait été continuellement en communication avec Denderlein, qui, à son tour, fut frappé le lendemain, et qui mourut. La femme Schummel, qui, aux gémissemens de Thiele, s'était approchée d'elle, et l'avait couverte, se plaignit d'une odeur très-désagréable; elle fut atteinte également, et Amélie Maleck la suivit à son tour.

Le docteur Albert de Gumbinnen (Prusse) atteste le fait suivant: Dans une maison tout-à-fait isolée, et située sur la route de Degosen, le cholera a éclaté, circonstance d'autant plus surprenante, que son possesseur Zeitner, homme rangé, profitant de sa position isolée pour se garantir, avait cessé toute communication avec le voisinage. Néanmoins, Frédéric, âgé de 8 ans, fils du nommé Haelert, qui demeurait dans la même maison, avait été envoyé secrètement à l'établissement de Wulp, éloigné de deux fortes lieues, pour y porter de l'eau-de-vie, qui devait servir pendant l'enterrement de son grand-père mort du cholera. L'enfant passe la journée dans la maison infectée, et revient le soir. Le jour suivant, 30 août, il est gai, et aide le soir son père à pêcher. Dans la nuit il tomba malade du cholera, et mourut le lendemain. On ne peut mettre en doute la cause du développement de la maladie; mais le cholera, une fois apporté dans la maison, ne se borna pas là. Le 1er septembre, le fils du maître de la maison, âgé de 12 ans, tombe malade, puis la sœur du premier malade, et enfin le père Haelert, âgé de 34 ans.

Rien ne serait plus facile que de multiplier les récits de pareils faits, et il en résulte, pour tout esprit non prévenu, qu'il existe là des rapports de cause à effet, que ce n'est pas par un pur hasard que les personnes qui ont été en contact avec un cholérique sont seules prises du cholera, et que la maladie éclate précisément où vient d'arriver un homme infecté.

2. *La maladie se communique par les vaisseaux, les armées, les caravanes.*

Les faits suivans donneront beaucoup de probabilité à cette opinion.

La frégate la Topaze arriva en 1819 à l'île de France, venant de l'Inde. L'équipage fut attaqué du cholera pendant la traversée, et plusieurs hommes en moururent ; mais au moment où le vaisseau arriva à l'île, il n'avait plus aucun malade à bord. Néanmoins, quelque temps après son arrivée, la maladie éclata dans l'île, et y causa de grands ravages.

A Bolimow en Pologne, M. Dalmas remarqua que l'armée polonaise, bivouaquant dans deux bois assez éloignés l'un de l'autre, le premier n'envoyait que des fiévreux à l'hôpital, et le second que des cholériques. En remontant aux causes de cette singularité, il apprit que les Russes avaient laissé hors de leur route le premier bois, mais qu'ils avaient campé plusieurs jours dans le second, et que c'était sur ce campement qu'étaient établis les bivouacs polonais qui produisaient les cholériques.

Les caravanes de pèlerins, qui arrivaient de la Perse et de la Syrie, ont amené le cholera à la Mecque.

Sunderland (Angleterre) a de fréquens rapports avec Hambourg, où le cholera règne depuis plusieurs semaines. Cependant on assure que les vaisseaux hambourgeois n'avaient aucun malade à bord. Qu'on se rappelle le fait de la Topaze, et peut-être on s'expliquera la subite apparition du cholera à Sunderland.

A Lemberg (Gallicie), une dame mourut dans la maison de madame B***. La garde déroba les boucles d'oreille de la morte et un mouchoir de cou. Elle garda ces objets quinze jours, et elle n'en fit usage qu'un dimanche matin. Le jour même elle fut atteinte du cholera, et mourut.

A Berlin, on a fait la remarque que le cholera cheminait avec les bateaux et les bateliers; c'est probablement ce fait mal interprété qui a porté quelques médecins à dire que cette maladie suivait les fleuves.

Les faits de cette nature, quoique assez rares, paraissent néanmoins constans dans l'histoire du cholera ; mais ce serait se faire une idée tout-à-fait fausse de la propagation, soit par les objets, soit par les personnes, si on la jugeait sur ces faits isolés. A côté, il s'en trouve d'innombrables, où les médecins, les infirmiers et des gens de toute espèce ont été en contact avec les cholériques, sans gagner le mal ; et le typhus, par exemple, est bien plus funeste à tout ce qui l'approche que ne l'est le cholera. De tous les médecins français envoyés en Pologne, au nombre de quarante à cinquante, pas un n'est mort de cette maladie. Cet exemple s'est présenté sur une foule de points, et la communication qui se fait dans quelques circonstances, est cependant tellement limitée, qu'un médecin allemand est allé jusqu'à dire qu'on n'était attaqué du cholera que lorsqu'on le voulait.

Quoi qu'il en soit, en rassemblant ces faits de contagion directe assez fréquens, de contagion indirecte beaucoup plus rares, nous avons voulu constater des phénomenes certains qui sont un des élémens de la propagation de la maladie.

3. *Enfin, il arrive des circonstances où le cholera attaque des individus qui n'ont été en contact ni avec des malades ni avec des objets leur appartenant.*

Le docteur Henderson rapporte que, tandis qu'il était attaché au 13e régiment d'infanterie légère, dans l'Inde, ce régiment, dans une de ses marches, campa, en décembre 1825, avec les 38e et et 47e, sur un terrain humide, près de Patnago. Dès le grand matin, un officier du 13e fut attaqué, et mourut en quelques heures; un autre du 47e partagea le même sort, et la maladie devint générale dans la division; en 24 heures, quinze à vingt hommes étaient morts. Le lendemain, le corps se porta sur une hauteur à un mille et demi de distance, et, depuis ce moment, on n'observa plus d'exemples du cholera dans l'armée.

Veut-on des exemples pris moins loin de chez nous? Voici ce que le docteur Samel, dans une lettre au professeur Wagner, raconte de l'origine du cholera à Conitz (Prusse occidentale).

« Le 20 août, Esther Moses, âgée de 16 ans, tomba malade dans la ville à une heure du matin, eut des secours médicaux à 6 heures et demie, et mourut à midi et demi. On n'a pu découvrir comment elle a gagné la maladie. Le père de la défunte vend des articles de mercerie qu'il fait venir de Francfort-sur-l'Oder, en outre il tient un cabaret. Aucun membre de la famille n'a été dans des lieux infectés, ne s'est trouvé en contact avec des personnes suspectes. Esther avait l'habitude de se lacer fortement; elle dormait avec son corset, qu'elle mouillait soir et matin, afin qu'il tînt mieux. Le 20 et le 21, elle avait mangé beaucoup de fruits mal mûrs, et elle était restée exposée à l'air fort légèrement vêtue.

Le 23 et le 24, rien de nouveau ; mais le 25, à une heure du matin, le mal frappe dans le faubourg une femme de 44 ans, affaiblie, qui vit presque exclusivement de pommes de terre et de fruits, et qui a travaillé dans l'eau les 15 derniers jours. Elle mourut le même jour. On ne put soupçonner l'infection par aucune voie. La demeure de cette femme était étroite, humide et sale.

De là, le mal se propagea dans tout le faubourg, où il n'épargna aucune maison, et il rentra dans la ville, où il avait fait sa première apparition.

Des faits pareils ont été observés dans une foule de lieux. On ne sait pas comment le cholera a pénétré à Saint-Pétersbourg, à Dantzig, à Vienne, à Berlin, à Hambourg. Nous nous bornerons au peu que nous venons de dire.

Le cholera a donc plusieurs moyens pour marcher d'un lieu vers un autre, la contagion soit directe, soit à distance, le transport par les hommes ou les objets qui leur appartiennent, et enfin la production du mal sans contact, par la seule influence de la cause généralement répandue dans un pays. Tous ces modes de propagation se mêlent et se combinent ensemble, mais dans des proportions fort inégales, et c'est en les prenant tous en considération que l'on peut se faire une idée de la marche de la maladie.

Il est constant que la contagion sert à l'extension du mal. Mais elle est bien loin d'être absolue. Si le mal n'avait que cette voie pour s'avancer, on ne le verrait pas gagner de proche en proche avec cette régularité qu'il présente dans sa marche quand on le considère dans sa généralité.

D'abord un grand fait domine toute la question; c'est que le mal a pris naissance dans l'Inde; que, parti de là comme d'un foyer, il s'est avancé à l'Est vers l'Océan Pacifique, où il paraît s'être enseveli, et que de l'autre il marche vers l'Ouest et l'Europe. Dans ce progrès, on peut suivre la continuité du fléau ; c'est une chaîne non interrompue dont un des bouts est dans l'Inde ; mais nulle part il n'y a solution complète ; ce n'est qu'après l'Inde que le cholera envahit la Perse; il ne gagne la Russie qu'en sortant de la Perse; la Pologne et la Turquie ne viennent qu'après la Russie; la Finlande qu'après Saint-Pétersbourg; la Syrie qu'après la Perse ; l'Arabie et l'Égypte qu'après la Syrie; l'Asie-Mineure qu'après Constantinople et la Romélie; la Prusse et l'Autriche qu'après la Pologne et la Hongrie; Hambourg qu'après Berlin ; la Bohême qu'après l'Autriche, et enfin l'Angleterre qu'après Hambourg. Ces faits généraux sont incontestables, et sont décisifs dans la question. Si le cholera n'avait pas une racine d'où il sort pour étendre de plus en plus ses funestes ravages; si, dans chaque pays il était purement l'enfant du sol, les lieux infectés ne se tiendraient pas ainsi les uns les autres, et on le verrait spontanément naître à la fois dans les climats les plus éloignés ; il éclaterait en même temps à Saint-Pétersbourg, à Paris, à Madrid. Mais non; Paris ne sera envahi qu'après que le mal se sera approché du Rhin ou de la Manche, et Madrid ne sera frappé à son tour que lorsque le fléau lui arrivera par les Pyrénées.

Ainsi, premier fait de la propagation du cholera : il a un point de départ, et il ne gagne que de proche en proche. Cette observation détruit d'un seul coup les idées que quelques médecins s'étaient faites sur les causes telluriques du cholera.

Deuxième fait non moins important : il ne fait un pas considérable en avant, qu'après avoir duré un temps assez long dans un lieu déterminé, de sorte qu'il présente dans son ensemble un large front, une ligne immense sur laquelle il marche toujours devant lui. Cette observation jette un grand jour sur le mode de propagation de la maladie. Développons cette idée.

Si le mal se propageait uniquement par la contagion, on le verrait faire des progrès bien plus rapides sur certains points, rester stationnaire sur d'autres, suivant qu'on aurait pris plus ou moins de précautions sanitaires; mais c'est un fait que les cordons n'ont ni arrêté ni même retardé ses progrès ultérieurs. Il en serait de même s'il n'avait d'autre voie de communication que les hommes non malades ou les objets qui ont traversé les lieux infectés, et qui, portant avec eux les germes de la maladie, les distribuent sur leur passage. Nous avons prouvé par des faits, que bien des fois la maladie était née sans contagion ni transport ; et d'ailleurs, que serait cette contagion, qui, dans une ville comme Berlin, où les théâtres et les églises restent ouverts, où les sociétés sont fréquentées, où chacun vaque à ses affaires comme à l'ordinaire, ne frappe qu'environ 2,000 personnes? La contagion n'a donc que la moindre part à la propagation.

Si on laisse de côté les faits de contagion, si l'on considère que le cholera ne se porte en avant qu'après avoir pris possession complète d'un pays, on verra que son progrès est dû à la génération successive de la cause qui une première fois l'a engendré dans l'Inde. Cette idée, qui peut paraître obscure au premier abord, a besoin de développemens ; et nous allons faire voir qu'en excluant même toute contagion, qui cependant est réelle, quoique très-limitée, la maladie ne fera pas moins de progrès ; et, si Sunderland reçut plus tôt qu'il n'était probable, le cholera par les vaisseaux de Hambourg, la maladie ne serait pas moins arrivée en Angleterre lorsque dans sa marche irrésistible elle aurait gagné les rives de la Manche.

Prenons un point quelconque envahi par le cholera, pour établir notre raisonnement. Soit Varsovie par exemple. La maladie y est arrivée, quelle qu'en soit la manière. Elle y attaque d'abord un petit nombre de malades, puis ce nombre va croissant, enfin il atteint son maximum. Mais pour parvenir à ce point, il a fallu du temps. Aussi remarque-t-on que le cholera ne fait jamais un grand pas qu'après avoir pris possession complète des lieux où il vient s'établir. Un malade, dix malades à Varsovie ne suffisent pas pour que la cause se transporte à Lowicz, mais lorsque le nombre des malades aura atteint son maximum, lorsque l'air, les maisons, les objets, tout en un mot, se sera imprégné de ces émanations, alors la cause ayant acquis une plus grande virulence, aura assez de force pour se porter en avant, et l'on verra le cholera éclater plus loin. C'est ainsi qu'il s'avance, faisant un pas, puis s'arrêtant comme pour prendre une nouvelle vigueur, enfin se remettant encore une fois en route.

Une comparaison servira peut-être à faire mieux comprendre ce dont il s'agit. Dans les lieux marécageux, les fièvres intermittentes sont dues à une altération particulière de l'atmosphère. Ces maladies ne se propagent pas au-delà des foyers d'émanation. Mais si les malades avaient la propriété de reproduire en eux-mêmes la cause de la fièvre d'accès, on verrait se former autour de chacun d'eux une atmosphère fiévreuse qui ne tarderait pas à dépasser les limites de la localité malsaine. Il arriverait bientôt un moment où les hommes qui habiteraient sur la ligne de séparation seraient atteints, car leurs voisins malades fourniraient incessamment des alimens à la cause de la maladie. La maladie s'engendrant à son tour chez les seconds, s'y développerait, s'y étendrait, s'y agrandirait, et lorsqu'elle aurait atteint un certain degré de virulence, la fièvre intermittente ferait un nouveau pas. On conçoit bien, dans cette hypothèse, qu'elle ne ferait point ce pas tant qu'il n'y aurait dans la localité, saine naguère, que quelques malades; mais dès qu'il y en aurait des milliers, l'atmosphère subirait une modification dans une étendue assez grande pour que les limites du nouveau foyer fussent dépassées. Un petit marais, un peu d'eau croupissante, ne suffisent pas pour donner des fièvres intermittentes; le petit marécage de la glacière ne rend personne malade à Paris; mais si l'on approchait de cette capitale les grands marais de Rochefort ou de la Bresse, on verrait bientôt les fièvres d'accès tourmenter les habitans.

Ainsi deux ou trois cholériques dans une ville ne sont pas suffisans pour que la cause fasse un progrès; mais laissez le nombre s'en accroître, et l'atmosphère se viciera au loin; ce sera le grand marais qui envoie ses émanations à de grandes distances.

Mais, dira-t-on, comment se fait-il, dans une pareille hypothèse, que le cholera ne suive pas le cours des vents? Il est incontestable qu'il n'obéit pas à la direction des courans atmosphériques, qu'il a une marche qui lui est propre, et qui est tout-à-fait indépendante des mouvemens de l'air.

Pour concevoir un tel phénomène, il faut remarquer qu'il n'est pas sans analogues. Ainsi on n'a jamais vu l'action des vents incliner à droite ou à gauche, au nord, ou au sud les émanations des marais, comme ils le feraient d'une gerbe de flammes élevée au loin dans les airs. La *mala aria* qui envahit Rome à une certaine époque, et qui dépend des marécages circonvoisins, tient non pas à la direction des vents, mais à la saison de l'année.

Sur le littoral des États-Unis, où la fièvre jaune, produit de circonstances locales, éclate périodiquement, on ne voit point les vents disperser dans les airs les miasmes malfaisans, et porter hors des foyers d'insalubrité des germes de nouvelles maladies. Il est incontestable pour les fièvres intermittentes et les fièvres jaunes, qui sont cependant dues à des altérations quelconques de l'atmosphère des localités, que ces principes vicieux ne sont pas susceptibles de se disperser par l'action des vents; ils n'obéissent pas, comme les odeurs, aux courans de l'air; s'ils obéissaient, on verrait à chaque instant changer les courans des malades, si je puis m'exprimer ainsi, dans le voisinage des marais et des foyers de fièvre jaune, suivant les variables directions des vents. Il en est de même du cholera : soit que la cause ne s'élève pas à une grande hauteur dans l'atmosphère, soit qu'il tienne uniquement aux hommes, on ne le voit se propager que de proche en proche le long des populations, et non pas le long des courans de l'air. Dans une forêt où les arbres sont pressés, un incendie se propage dans tous les sens, sans être dirigé par le vent. De même, dans les forêts humaines, qui sont si épaisses, surtout dans nos contrées, le cholera gagne tous les côtés sans que le vent influe sur la marche. Il a la propriété de se reproduire sur les lieux qu'il envahit, et c'est ainsi qu'il peut se porter en avant : vaste incendie qui trouve toujours devant lui des alimens, qui s'engendre à chaque fois sur des lieux nouveaux, tandis qu'il s'éteint derrière lui, après avoir consumé tout ce qui pouvait le recevoir.

Dans un pareil système, on conçoit facilement comment il ne dure qu'un certain temps dans chaque endroit. Tous les faits prouvent qu'un petit nombre de sujets seulement sont aptes à recevoir l'influence cholérique; aussi, au moment où il arrive, il saisit ce qui est le plus disposé à recevoir ses coups, alors il croît; mais bientôt les victimes lui manquent; dès ce moment il baisse de plus en plus, jusqu'à ce qu'il cesse complètement; mais pendant ce temps-là il s'est porté en avant, et s'il ne peut plus revenir sur ses pas, c'est qu'il n'a plus rien à frapper. Plus le nombre des malades diminue, plus diminue aussi l'intensité de la cause, et plus la localité se purifie; enfin, tout rentre dans l'état ordinaire.

Tel est l'aspect du cholera dans sa marche générale; mais si on l'étudie en détail, on remarque des anomalies singulières, des caprices tout-à-fait inexplicables. Tantôt il va subitement en avant, et frappe un point assez éloigné. A cet égard les grandes villes paraissent avoir la propriété de l'attirer de loin; tantôt, au contraire, au milieu d'une contrée tout entière envahie, il est un point privilégié qu'il épargne. Sans doute, il est difficile de se rendre compte de ces préférences. Cependant, si l'on se rappelle que le cholera se communique parfois par contagion, qu'il peut être transmis par des individus ou des objets qui reviennent de pays infectés, on concevra la possibilité de ces phénomènes, dont peut-être on expliquerait la plupart, en étudiant attentivement toutes les circonstances du développement, c'est-à-dire, qu'on pourrait dire que là la maladie a été due à l'influence générale, ailleurs à la contagion, ailleurs encore au transport. N'oublions pas d'ailleurs que les grandes agglomérations d'hommes venant de lieux infectés, ne manquent jamais de l'apporter. Ainsi, les armées, les caravanes, les flottes, l'amènent à leur suite. Les armées russes l'ont porté en Pologne, les caravanes à la Mecque et en Egypte, et l'on peut dire que si un cholérique venait aujourd'hui à Paris, la maladie s'éteindrait avec lui; mais que si une armée prussienne, traversant rapidement notre pays, venait camper sous nos murs, il n'est pas douteux que nous ne l'aurions aussitôt.

On lira sans doute avec plaisir les réflexions suivantes d'un auteur allemand sur la marche du cholera :

« On sait que les contagions, auxquelles appartiennent particulièrement la peste de l'Orient et le typhus contagieux, ne se propagent que par des rapports avec un malade et les objets qui lui appartiennent, et qu'on peut les arrêter par des mesures sanitaires. La direction dans laquelle ces maladies se propagent est tout-à-fait indéterminée. La peste, par exemple, peut aussi bien aller d'Alexandrie dans la Haute-Egypte, la Syrie et l'Asie-Mineure, que dans la Barbarie, qu'à Marseille, Constantinople et Livourne. La peste des bestiaux est portée des Savanes au sud-est de l'Europe, tantôt au Nord vers la Baltique, tantôt vers l'Ouest jusqu'aux Pyrénées, tantôt à travers la Hongrie jusqu'en Italie. Le typhus contagieux, ou la peste militaire d'Europe, accompagne les armées, dans quelque direction qu'elles se meuvent. La propagation de ces maladies dépend des points de contact et des circonstances de la contagion, et ce mode de propagation appartient au caractère distinctif d'une contagion.

« Le cholera, au contraire, malgré les déviations locales, suit une direction générale vers l'Ouest; et de cette disposition plusieurs médecins ont tiré, il y a plus de dix ans, la conclusion que rien n'arrêterait les progrès du fléau.

« La marche d'une contagion est arrêtée par des cordons, des quarantaines qui protègent les pays voisins des lieux infectés. C'est de cette façon que les Etats Autrichiens se défendent depuis soixante-dix ans contre la peste qui règne dans les possessions turques, et, bien qu'elle envahisse quelquefois des villages hongrois de la lisière, cependant on ne tarde pas à l'arrêter et la détruire. On borne une contagion par des moyens bien moindres que ceux qu'on oppose en vain au cholera. Dans l'automne de 1828, la Haute Silésie prussienne fut entourée, dans un espace de plus de vingt lieues, par la peste des bestiaux; plusieurs endroits de la Gallicie ou de la Silésie autrichienne où régnait le fléau, n'étaient qu'à un quart de lieue de la frontière prussienne, et cependant des précautions prises à peu de frais réussirent à l'arrêter complètement.

« L'année suivante, la Bukovine et la Transylvanie furent préservées de la peste d'Orient, quoiqu'elle régnât en Moldavie, en Valaquie et en Bessarabie : où est le pays qui ait réussi à se préserver du cholera? Tous les moyens qu'emploie la Russie n'ont pu défendre cet empire, depuis Astrakhan jusqu'à Riga, depuis Odessa jusqu'à Saint-Petersbourg; la Prusse militaire, où l'ordre et l'obéissance règnent à un si haut degré, a été également impuissante. L'Autriche, que la peste ne peut entamer, a échoué de son côté contre le cholera.

« Et cependant les médecins qui déclarent le cholera une contagion, le reconnaissent bien moins contagieux que la peste. Singulière contagion, qui, se communiquant plus difficilement que la peste, ne se laisse cependant arrêter par aucun cordon. L'étonnement croît, quand on apprend que le cholera a une marche tout-à-fait différente de celle des maladies contagieuses.

« Dans la peste, on sait comment elle arrive; on connaît les voies de la contagion, les hommes, les marchandises qui l'ont apportée; il en est de même de la peste des bestiaux. Mais le cholera, ni à Moscou, ni à Dantzig, ni à Varsovie, ni à Riga, ni à Posen, ni à Kœnigsberg, on ne peut dire comment il s'y est introduit. Dans une ville où règne la peste, des hommes peuvent s'en préserver en évitant tout contact; mais le cholera attaque des individus qui n'ont eu aucun rapport avec les malades. Cette remarque est frappante, surtout sur les premières victimes dans chaque lieu; il éclate souvent chez des individus qui se trouvent sur plusieurs points éloignés d'une ville. L'isolement des premiers malades étouffe une contagion; jusqu'à présent on ne connaît pas de pays auquel ces mesures aient réussi pour le cholera. L'accroissement et le décroissement se font dans plusieurs lieux beaucoup plus promptement que dans une contagion; le nombre des malades croît d'abord par masse, puis décroît de la même manière, qu'on ait ou qu'on n'ait pas cerné les malades. Il reste inexplicable comment les premiers malades, qui, dans plusieurs villes, ont été si promptement isolés et qui sont morts, ont pu infecter tant d'hommes, qui bientôt sont tombés malades dans d'autres quartiers, et comment le mal n'en a pas gagné beaucoup d'autres, l'occasion de l'infection se multipliant à mesure que le nombre des malades augmente. Si le cholera était une vraie contagion, le nombre croîtrait proportionnellement avec les occasions d'infection.

« Un seul exemple suffit pour montrer la différence entre la propagation d'une épidémie et celle d'une contagion. Dans la peste qui en 1770 fut portée de Podolie à Moscou, de janvier à mars il ne tomba malades que 150 personnes; à la fin de juillet, il en mourait par jour 200, au milieu d'août par jour 400, et à la suite d'une insurrection populaire, le nombre journalier des morts s'éleva à 1,000 et 1,200, bien qu'une grande partie des habitans se fût enfuie. La peste ne cessa qu'à la fin de 1771, après avoir enlevé 80,000 hommes. A Saint-Pétersbourg le cholera atteignit son plus haut point dès les deux premières semaines, de sorte que 4 à 500 personnes tombaient malades par jour; il diminua aussi rapidement depuis le 11 juillet; et jusqu'à présent il n'y a eu que 8 à 9,000 malades, quoique l'insurrection des peuples ait détruit toutes les mesures d'isolement. »

La direction vers l'Ouest qu'a suivie en général le cholera dans sa marche, a beaucoup occupé les médecins. On l'a considérée comme une particularité de cette maladie, et elle a été un des grands argumens de tous ceux qui ont cherché au cholera une cause tellurique ou atmosphérique. Pour donner une idée de toutes les hypothèses auxquelles cette marche occidentale a donné naissance, nous rapporterons l'explication que propose un médecin allemand (*Berliner cholera-zeitung*).

« Les physiciens et les astronomes admettent que dans la rotation des planètes, leur atmosphère tourne tout entière avec elle. Ainsi celle de la terre exécute en 24 heures une rotation complète de l'Ouest à l'Est. Mais on se demande si un point de l'atmosphère, qui est en ce moment directement perpendiculaire à un point donné de la terre, se trouve encore perpendiculaire à ce point après l'achèvement de la rotation. D'après l'analogie d'autres phénomènes, où un milieu fluide lié à un milieu solide sont mis en mouvement, le fluide reste un peu en arrière, on pourrait penser que chaque point de l'atmosphère reste un peu en arrière du point terrestre qui lui correspondait 24 heures auparavant. On pourrait objecter que le retard du liquide dans les expériences faites sur la terre est dû à la résistance de l'air. Mais le milieu dans lequel se meut la terre oppose aussi quelque résistance, et il est possible qu'il agisse sur l'atmosphère pour la retarder. Si cet effet était réel, il en résulterait que toute l'atmosphère rentrerait peu à peu vers l'Ouest, et que les points qui en ce moment se trouvent dans le méridien de Berlin, se trouveraient après un certain intervalle dans celui de Paris, de Londres, etc. Ce retard est-il réel? est-il régulier? quelles modifications y sont apportées par les orages, les vents, les pluies? c'est une question à décider par des physiciens.

« Si nous admettons provisoirement cette hypothèse, nous y trouverons l'explication de la marche de plusieurs maladies. Le cholera, ainsi que plusieurs autres maladies, a marché de l'Est à l'Ouest; rien n'a pu l'arrêter, et il paraît continuer sa marche vers l'Occident. Supposons que, par des circonstances quelconques, l'élément du cholera se soit développé en grandes masses dans l'Inde, cet élément aura été transporté avec l'atmosphère de plus en plus vers l'Ouest, et, dans cette hypothèse il devrait faire le tour de la terre. »

Cette explication, à part toutes les objections physiques qu'on peut y faire, tombe devant la remarque que des bords du Gange le cholera a gagné l'Inde au-delà du Gange, Siam, la Chine, les îles de la Sonde, c'est-à-dire, l'Orient, et qu'il ne s'est arrêté que devant les immenses plaines de la mer Pacifique, comme il ira sans doute se précipiter et s'éteindre dans les eaux de l'Océan Atlantique.

Il me semble que la progression occidentale du cholera a une explication toute naturelle et si simple, que je ne sais comment elle n'a pas frappé tous les esprits, sans qu'il fût besoin de s'égarer dans tant de suppositions. Le cholera tient aux hommes. Il ne s'avance que le long des populations. Ainsi, quoiqu'on n'ait parlé que de sa marche à l'Ouest, il s'est propagé à l'est de l'Inde, et il n'a cessé que là où les peuples lui ont manqué. Si, après avoir silloné la Haute Asie, il parcourt maintenant l'Europe avec une si grande rapidité, c'est que là il a trouvé les hommes plus serrés que jamais. Il va devant lui, de nations en nations, et il ne finira que là où elles finiront. En un mot, il ne marche plus à l'Est, parce qu'il n'a plus trouvé d'alimens; il marche à l'Ouest, parce qu'il suit une chaîne de populations dont il n'a pas encore atteint l'extrémité.

MESURES SANITAIRES.

Les premiers observateurs qui virent le cholera sortir à droite et à gauche de l'Inde, et s'étendre, malgré tous les obstacles, dans une grande étendue de pays, prédirent qu'il atteindrait nos contrées. Ces prédictions fâcheuses ont été accomplies ; le cholera est parvenu jusqu'au cœur de l'Allemagne. Il s'agit maintenant d'énumérer les moyens qu'on a opposés à sa propagation, et de voir avec quel espoir de succès les pays qui n'ont pas encore été atteints, peuvent y avoir recours.

Ces mesures consistent en cordons généraux qui cernent tout un pays, lazarets et quarantaines qui durent plus ou moins de temps, désinfection des hommes, des choses et des lieux infectés, isolement des maisons dans les localités envahies, et transport des malades dans un hôpital uniquement destiné aux cholériques.

Tous ces moyens supposent que le cholera est purement contagieux. Mais si l'on se rappelle que sa contagion, très-limitée, est la moindre voie par laquelle il se propage, on concevra facilement à *priori* que toutes les précautions sanitaires ne s'opposeront pas à sa marche. A quoi sert de cerner un pays, si la maladie se propage beaucoup plus par la voie de l'air que par celle des hommes et des choses? Le fléau arrivera de village en village, d'homme en homme, jusqu'à votre cordon; et à l'instant même il le franchira, la voie de l'air lui est ouverte; qu'importe que vous lui fermiez les autres. Aussi l'a-t-on vu partout traverser les cordons. Avoir discuté le mode de propagation du cholera, c'est avoir discuté l'utilité de ces moyens; avoir montré que la voie générale est celle d'une génération successive du principe morbifique, quel qu'il soit, c'est avoir montré que les barrières ne peuvent l'arrêter. Mais il reste à examiner historiquement la valeur des cordons sanitaires.

Dans l'Inde, foyer de la maladie, on n'a jamais formé de cordons. Elle s'est répandue à son gré, frappant certains lieux, en épargnant d'autres, sans que les précautions sanitaires eussent aucune influence sur sa marche.

Dans l'Orient, ce n'est qu'à l'île Bourbon qu'on a eu recours aux précautions sanitaires. Des individus débarqués clandestinement avaient apporté le mal dans Saint-Denis; cette ville fut aussitôt cernée par un cordon de troupes. On y établit un lazaret et des hôpitaux; les colons des lieux circonvoisins s'interdirent toute communication avec elle, et la maladie commença et finit dans son enceinte. Notons ce fait dont on retrouve une foule d'analogues dans le cours du cholera, soit qu'on ait, soit qu'on n'ait pas fermé les lieux.

La maladie a erré pendant plusieurs années dans la Haute Asie, et là on ne lui a pas opposé les moyens usités en Europe. Mais dès qu'elle atteignit la Russie, on cerna Astrakhan et Orenbourg. Le fléau n'en marcha pas moins jusqu'à Moscou; la ville fut cernée, mais la maladie se propagea dans l'empire. La guerre de Pologne la porta plus rapidement vers l'Allemagne. Enfin Saint-Pétersbourg fut protégé pendant long-temps par un cordon; mais quand le cholera se fut déclaré dans cette ville, le gouvernement, convaincu désormais de l'inutilité de ses efforts, supprima tous les cordons dans l'intérieur de l'empire.

L'Autriche s'est vue bientôt menacée à son tour; écoutons l'Observateur autrichien, qui nous rend compte des efforts de son gouvernement :

« L'opinion publique demandait protection contre le fléau. L'empereur a donc établi des cordons autour de ses états; mais tous les sacrifices et tous les efforts sont restés sans fruit : le cholera a pénétré en Gallicie.

« Pour protéger les cercles occidentaux de cette

province encore épargnés, un cordon militaire a été établi sur la Wisloka, et sur la Sola un autre pour mettre à l'abri le reste des possessions autrichiennes; mais ces nouveaux efforts n'ont pas été moins inutiles. Le fléau franchit le cordon de la Wisloka, força de l'abandonner dans le mois de juillet, et éclata dans les lieux mêmes qui s'étaient fermés de leur propre mouvement. On chercha encore à protéger la Gallicie contre une nouvelle irruption du cholera venant de Russie et de Pologne, en établissant des cordons militaires. Mais bientôt il reparut derrière ces cordons. C'est dans l'hôpital militaire de Niepolomice, chose remarquable, qu'on le reconnut d'abord.

« Le cordon établi sur la Sola faisait seul espérer encore qu'on pourrait contenir la maladie. Il avait été établi avant le milieu de juin, dans un temps où le cholera était encore éloigné. Le mal s'avança lentement à travers les cercles occidentaux, peut-être parce que ces régions montagneuses ralentissaient ses progrès. Mais, non-seulement parmi les hommes du cordon, mais aussi derrière lui, il se manifestait des maladies suspectes, qui présentaient tous les symptômes du cholera. Ce cordon ne put donc pas non plus arrêter le cholera.

« La Hongrie présente un spectacle tout semblable. Après l'irruption de la maladie à Lemberg, elle a été séparée de la Gallicie par un cordon établi sur la frontière; mais, dès le 13 juin, le cholera vint à Tissa Ujlak, dans le comitat d'Ugocs, par conséquent dans un lieu où l'on ne pouvait craindre son irruption, car deux comitats, le Beregh et le Marmarosch, avaient été sautés. Aussitôt on cerna les comitats de Marmarosch et d'Ugocs; néanmoins la maladie descendit la Theiss avec la rapidité de l'éclair; ses progrès ultérieurs ne purent être arrêtés par un troisième cordon, qui, commençant à la frontière de Transylvanie, s'étendait le long de la Beretyo, par le comitat de Saros, puis par Waitzen, le long du Gran. Le 13 juillet, la maladie est à Pesth; un quatrième cordon, qui fut établi sur la rive droite du Danube, eut le même sort. Le cholera franchit le Danube; tous les efforts ont été inutiles pour l'arrêter. Là, comme en Gallicie, plusieurs communes et villes ont aidé elles-mêmes aux mesures d'isolement; presque tous les comitats, la plupart des villes, et même plusieurs communes, se sont armés de la manière la plus sévère. Cependant il n'a pas épargné ces lieux. Il y a pénétré, et nulle part le nombre des malades n'a été en rapport avec l'observation plus ou moins sévère des lois sanitaires. Partout le fléau a choisi ses victimes sans en tenir compte.

« La Basse Autriche et la Moravie n'ont pas été protégées davantage par des cordons; la ville elle-même de Vienne a été envahie.

« On a cerné des maisons dans la ville; mais les progrès du cholera n'en ont point été suspendus. Au milieu de l'emploi sévère de ces moyens, le nombre des cholériques, qui était de 5 le 13 septembre, est monté le 14 à 41, le 15 à 139, le 16 à 127, le 17 à 111, le 18 à 130. Ce jour-là, les cordons partiels furent levés, et le rapport des nouveaux accidens se montra plus favorable; le 19, 117 malades; le 20, 99; le 21, 76; le 22, 60. »

Une expérience analogue se faisait dans un pays voisin. La Prusse n'avait pas été plus épargnée que l'Autriche par le cholera. De bonne heure la maladie avait éclaté à Dantzig, puis de Varsovie elle avait marché sur Posen. Les cordons avaient été établis autour de Dantzig, puis sur la Warthe, puis sur l'Oder. Voici le jugement qu'en porta l'administration prussienne, lorsque le mal fut à Berlin :

Dans une proclamation, du 6 septembre, le roi de Prusse déclare que « Le cholera asiatique a pénétré dans ses Etats, malgré les mesures les plus rigoureuses, les précautions les plus actives et la vigilance la plus soutenue, qui n'ont pas réussi à l'étouffer, à en arrêter les progrès. » Puis il ajoute : « Comme, depuis que la maladie règne sur notre territoire, l'expérience a procuré de nouvelles lumières, et que les vues de l'administration ont été éclairées par la pratique, j'ai ordonné que les règlemens antérieurs fussent soumis à une révision approfondie et à un examen consciencieux, relativement à toutes les circonstances dignes d'être prises en considération, afin que les mesures qui ont été arrêtées jusqu'à présent fussent modifiées, en partie d'après les résultats produits par un long traitement de la maladie, en partie d'après les besoins du moment et les exigeances de la nécessité. Les mesures rigoureuses d'isolement au moyen des cordons militaires établis sur les frontières et dans l'intérieur du pays, ont déjà agi *d'une manière défavorable* sur les transactions industrielles des habitans, et menacent, si elles étaient prolongées, de détruire l'aisance de beaucoup de familles, et *de devenir plus funeste au pays que la maladie elle-même.* »

M. Hufeland, médecin célèbre d'Allemagne, n'en a pas porté un autre jugement dans les observations suivantes sur les cordons sanitaires et les établissemens de quarantaine contre le cholera.

« Du moment que le cholera s'est approché des frontières de la Prusse, le gouvernement prussien a fait loyalement et en conscience tout ce qui était en son pouvoir pour mettre à l'abri de ce fléau son propre pays, ainsi que l'Allemagne et l'Europe occidentale entière, dont la Prusse était le boulevard naturel du côté de l'Est. Maint sacrifice tant en argent qu'en hommes fut fait, maint avantage public et domestique fut compromis pour tirer des cordons sanitaires et fonder des établissemens de quarantaine sur une étendue de frontières de plus de deux cents milles.

« Cependant tous ces efforts, si chèrement achetés, manquèrent leur but; on parvint, à la vérité, par-ci par-là, à retarder pour quelque temps la marche du terrible fléau, mais on n'empêcha pas sa propagation. La maladie franchit la frontière en plusieurs endroits, et se répandit peu à peu dans toutes les provinces orientales du royaume. On a la conviction maintenant, et je l'avais ouvertement annoncé dès le commencement, que le cholera ne se gagne pas uniquement par la contagion et le contact, ainsi que la peste orientale, mais qu'il se propage d'une double façon, d'abord au moyen de la contagion, ensuite, et surtout à la suite d'un miasme ou d'une corruption progressive et épidémique de l'atmosphère; que, par conséquent, il ne saurait être retenu par des cordons sanitaires.

« Si cependant l'expérience coûteuse que nous avons faite des cordons et des établissemens de quarantaine aux frontières, et plus tard dans l'intérieur du pays, n'a pu garantir nos provinces du mal en question, il en pourra du moins résulter quelque avantage pour les pays non encore infectés, et c'est ce que nous voulons tâcher d'éclaircir.

« Il s'agit maintenant de savoir quel parti les gouvernemens des pays sains auront à prendre dorénavant par rapport aux cordons sanitaires, et si là où le mal parvient à gagner du terrain, ils devront persister dans le système d'isoler les endroits infectés, et de demander une quarantaine aux convalescens et à leurs entours.

« Pour ce qui est des cordons aux frontières, nous croyons avoir donné un exemple suffisant qu'ils ne garantissent pas du mal ; ce serait par conséquent pour tout gouvernement une peine aussi coûteuse qu'inutile, que de vouloir encore en établir. Aussi la Prusse et l'Autriche y ont entièrement renoncé.

« Quant au système qui consiste à isoler les endroits atteints du mal, et à ordonner des quarantaines locales, l'expérience, ainsi que la connaissance qu'on a acquise des qualités de la matière contagieuse, ont donné les résultats suivans :

« Quoique selon toute apparence la contagion n'ait lieu que très-rarement et à des conditions tout-à-fait particulières, néanmoins elle est possible. Par conséquent l'autorité est tenue de restreindre même cette possibilité, en tant que cela peut se faire sans créer des inconvéniens plus graves encore que le mal même. Tout le monde approuvera donc que, pendant la maladie, qui par bonheur n'est ordinairement que de courte durée, l'on ne fasse approcher de l'individu qui en est attaqué, que ses parens et les personnes destinées à le soigner; qu'en un mot on isole le malade autant que possible. Mais dès qu'à la suite d'un rétablissement ou d'un décès le mal a disparu, les mêmes précautions ne sont plus nécessaires, et l'isolement d'un convalescent, de ses entours et du local qu'ils habitent, est superflu. Une telle quarantaine est même préjudiciable sous plus d'un rapport, lorsqu'on considère la gêne qu'elle impose, en séparant pour un temps plus ou moins long des personnes accoutumées à se voir, et en empêchant la classe ouvrière de se livrer à ses travaux journaliers, sans compter que, l'encombrement de plusieurs individus dans un petit local peut-être rempli encore d'un air insalubre, ajouté aux tristes émotions de l'âme, au lieu d'étouffer le mal, peut même contribuer à le perpétuer. Au surplus, un tel isolement ne peut jamais se faire qu'incomplètement, ne fût-ce que par rapport aux médecins, auxquels on ne saurait interdire l'accès auprès des personnes mises en quarantaine. Pour se convaincre au reste qu'une telle mesure n'empêche pas la propagation du cholera, l'on n'a qu'à jeter les yeux sur Vienne et Pétersbourg. A Vienne, par exemple, où les convalescens et leurs entours n'ont jamais été assujettis à une quarantaine, le nombre des malades, en proportion de la population, n'a pourtant pas été plus grand qu'à Berlin, où la quarantaine était prescrite; et à Saint-Pétersbourg beaucoup de personnes ont été attaquées du cholera dans les instituts publics, quoique toute communication avec ceux-ci eût été rigoureusement coupée.

« Après le rétablissement ou le décès d'un malade, l'on n'a qu'à suivre l'exemple de ce qui se fait dans toutes les maladies contagieuses, c'est-à-dire, à ordonner la purification des individus, de leurs effets et du local qu'ils habitent, moyennant le lavage, le frottage, la ventilation et la fumigation; mais ce procédé fini, toute surveillance ultérieure de la police doit cesser.

« La raison en est toute simple. Pourquoi veut-on encore une quarantaine? Pour éviter que des personnes peut-être déjà infectées ne donnent le mal à d'autres qui sont encore bien portantes. Mais alors je demanderai ce qu'on entend par personnes infectées? Il est nécessaire de faire ici une distinction entre les individus qui portent le miasme sur eux, et ceux qui le portent en eux, c'est-à-dire, entre les personnes auxquelles la matière contagieuse ne tient qu'extérieurement, à leur peau ou à leurs habits, et celles qui l'ont déjà reçue intérieurement et avec lesquelles le mal s'est pour ainsi dire identifié. Pour ce qui est des premières, tout isolement est superflu; pour les rendre complètement innocentes, il suffit de leur faire prendre un bain, de les changer d'habits, et de bien parfumer tous leurs effets, ce qui peut se faire en 24 heures. Quant aux individus qui portent déjà le mal intérieurement, le miasme en eux n'a pas encore de vertu contagieuse, car il n'y a nul doute, et l'expérience le prouve, que pendant tout le période de l'infection, le miasme dans le corps de l'homme est comme un germe mort, qui ne gagne une force reproductive que lorsqu'il éprouve la réaction de l'organisme, et est en lui-même vivifié, c'est-à-dire, lorsque les premiers symptômes de la maladie se montrent. La petite-vérole fait foi de la justesse de cette assertion. La période de l'infection depuis l'inoculation jusqu'au commencement de la fièvre, dure dans cette maladie sept jours, pendant lesquels les individus inoculés se portent bien et ne sont dangereux pour personne. L'hydrophobie nous fournit des périodes plus longues encore.

« Ainsi la quarantaine paraît superflue aussi pour les personnes déjà infectées intérieurement. Car, sans compter que, vu la rareté de l'infection en elle-même, parmi 100 individus on en enfermerait 99 certainement bien portans, il suffit d'attendre que les symptômes de la contagion se montrent pour prendre les précautions nécessaires.

« Les mêmes raisons me portent à croire que les endroits encore non saisis du cholera, ne doivent pas s'isoler pour se préserver du mal, attendu qu'un tel isolement présente des inconvéniens graves pour le commerce et l'industrie, et qu'en tout cas il est toujours temps encore, à l'apparition des premiers symptômes de la maladie, de resserrer l'individu qui en est attaqué.

« Puissent les gouvernemens qui s'obstinent encore à établir des cordons sanitaires, et à exiger des quarantaines souvent de 30 à 40 jours, prendre à cœur les observations puisées dans l'expérience, que dans cet article je soumets aux méditations du public éclairé ! »

Le Hanovre n'a pas été plus heureux dans les efforts qu'il a faits pour empêcher la maladie de pénétrer dans son sein. Le cordon a été franchi, et le cholera y est arrivé; mais il est survenu un phénomène singulier : la maladie, après avoir atteint un très-petit nombre d'individus, s'est éteinte sans se répandre dans le reste du royaume. On avait déjà remarqué un événement semblable à Astrakhan en 1822; le cholera s'y était arrêté sans se répandre, et ce n'est que sept ans plus tard qu'il y est revenu pour ne plus s'y arrêter.

Ainsi, en résumant tout ce qui a été fait pour empêcher la progression du cholera, on voit que tous les efforts ont été impuissans, qu'il a franchi toutes les barrières, et qu'une pareille expérience ne laisse guère d'espoir pour un meilleur succès sur d'autres points. A peine même si les pays qui ont établi des cordons ont gagné le faible avantage de voir la maladie se répandre plus lentement sur leur superficie. Ainsi, la maladie a mis plus de temps pour aller de Varsovie à la frontière, espace qui n'était coupé par aucune ligne, que de Posen à Berlin, où le terrain a été défendu pied à pied.

A ce système se rattache celui qui consiste à cerner, dans un pays déjà entamé, les villes, les villages et les maisons infectées. Ce sont autant de cordons partiels que l'on forme. Il faut d'abord remarquer que ce système, appliqué aux grandes villes, a tout-à-fait échoué. Saint-Pétersbourg, Berlin, Vienne, Dantzig, n'en ont retiré aucun avantage. Mais dans les villages, où les habitans sont moins pressés et moins nombreux, il est arrivé assez souvent qu'en cernant une maison infectée, on a coupé court à la maladie, soit qu'il n'y eût plus personne propre à contracter le mal, soit plutôt que la cause cholérique étant peu répandue, on ait empêché, par la séquestration, que le cholera n'usât, pour s'avancer, de la voie de la contagion qui lui est quelquefois ouverte.

On peut donc regarder comme une précaution bonne à prendre, dans les villages, dans les habitations isolées, de cerner les lieux infectés ; car il est possible qu'on prévienne par là le contact avec la cause cholérique d'une personne qui serait disposée à la contracter ; c'est là le seul avantage, encore tout-à-fait fortuit, que peut procurer l'isolement dans les habitations dispersées. Mais dans les villes ces mesures ne sont pas praticables ; la cause acquiert promptement une trop grande intensité pour que la contagion lui reste seulement ouverte ; elle s'avance épidémiquement, et elle va chercher elle-même ses victimes, sans attendre que le hasard les lui apporte. Cependant, pour les villages même, il faut savoir d'avance que c'est une précaution qui n'a rien d'absolu, et dont le succès est tout-à-fait accidentel ; car il est arrivé à maints villages de s'être cernés en vain, et quelques autres, au contraire, qui ne prenaient aucune précaution, ont été épargnés, tandis qu'autour d'eux tout était frappé ; mais cette immunité n'a pas toujours duré. Ainsi l'on a vu Thorn long-temps exempt du cholera, qui l'avait déjà dépassé de fort loin, envahi à son tour par la maladie.

Le système qui faisait voir dans le cholera une maladie purement contagieuse, outre les cordons généraux et partiels, avait conduit aussi à se saisir des malades pour les isoler, et les placer dans des hôpitaux spéciaux. C'était là sans contredit le plus funeste des résultats du système. Les cordons généraux n'avaient que l'inconvénient de ralentir et de diminuer les transactions commerciales; les cordons partiels, surtout dans les villes, avaient le même inconvénient, à un plus haut degré encore; mais le transport obligé des malades dans des hôpitaux spéciaux était la pire de toutes les mesures. Il était funeste aux malades, en faisant perdre du temps dans une maladie où le temps est si précieux; il les exposait au froid, quand tout refroidissement est si dangereux; il les frappait d'inquiétude, de terreur, en les arrachant aux soins de personnes chères, pour les remettre dans un hôpital à des mains inconnues; il n'était pas moins cruel pour les familles, qui voyaient disparaître de leur sein un membre auquel elles auraient voulu prodiguer leurs secours; enfin, il était dangereux aussi pour les populations, en accroissant outre mesure la crainte du cholera, comme si tout malade avait été un objet de péril imminent, funeste à voir, funeste à toucher.

Aussi ces mauvaises mesures n'ont-elles pas été long-temps mises à exécution. Presque partout le peuple des villes et des campagnes s'est soulevé contre elles. Il y a eu à Saint-Pétersbourg, dans plusieurs villes de Prusse et dans la Hongrie, de sérieuses insurrections, qui n'avaient pas d'autres motifs. L'instinct des populations grossières s'est trouvé supérieur aux raisonnemens des administrations. Mais à cette haine contre les cordons partiels, qui faisaient mourir de faim les basses classes, contre ces transports de malades qui leur arrachaient leurs parens, il s'était joint une singulière idée : elles étaient persuadées que les médecins empoisonnaient les malades à la sollicitation de la noblesse. Ce qui avait inspiré cette idée, surtout en Hongrie, c'est que le peuple se voyait frappé de préférence, tandis que la noblesse, qui habitait des châteaux commodes, et qui se nourrissait de bons alimens, n'éprouvait presque aucune perte par l'action du cholera. Dans le moyen âge, où les maladies épidémiques et contagieuses étaient si fréquentes, on accusait les juifs d'empoisonner les fontaines; de notre temps, ce sont les populations ignorantes de la Russie et de la Hongrie qui se sont livrées à des préventions analogues. Plus d'un médecin a été la victime de ces fureurs; en Hongrie une jacquerie avait commencé contre la noblesse, et il n'a fallu rien moins que la présence de régimens pour réprimer les émeutes occasionées par le cholera.

De tout ce que nous avons vu il résulte :

1° En théorie, que les cordons et les quarantaines sont des barrières impuissantes contre le cholera;

2° En fait, que les cordons que divers gouvernemens ont établis, ont été complètement inutiles, et n'ont pu préserver les pays de l'invasion du cholera;

3° Que les cordons partiels et les isolemens de maisons sont tout-à-fait impraticables dans les grandes villes, inutiles contre la propagation de la maladie, nuisibles, à cause de la terreur qu'ils répandent, et par la gêne qu'ils accroissent dans les classes laborieuses;

4° Que les cordons partiels se sont montrés quelquefois utiles dans les habitations isolées et dans les lieux où il n'y a qu'une faible population ; que, dans tous les cas, leur efficacité est très-incertaine ;

5° Que le transport des malades hors de leur domicile est une mesure désastreuse.

DE LA MORTALITÉ DANS LE CHOLERA.

Le cholera est une des maladies les plus meurtrières qui affligent l'espèce humaine ; cela est incontestable ; cependant la terreur en a beaucoup grossi les ravages ; et il n'est pas hors de propos d'examiner, au moyen de chiffres, quelle est la violence de ce fléau. Cet examen aura pour résultat de réduire à sa juste valeur les données souvent exagérées. Il servirait encore, s'il portait sur des matériaux plus complets, à faire reconnaître des causes occasionelles de la maladie ; mais nous ne possédons pas encore des documens assez étendus pour pouvoir résoudre toutes les questions qui sont solubles par la voie de la statistique médicale. Néanmoins, nous allons exposer ce que nous ont transmis les médecins et les gouvernemens des pays infectés.

Dans l'Orient, où le cholera a pris naissance, on ne tient guère compte des statistiques. Aussi n'avons-nous sur ces pays lointains que des données incertaines. Cependant tout porte à croire que les ravages y ont dépassé de beaucoup ceux que le cholera a exercés en Europe. Nous apprenons qu'en 1826, année où il a reparu à Calcutta pour la neuvième fois, ses ravages, qui n'avaient commencé que vers la fin de l'été, avaient enlevé dès le 1er septembre 6,000 indiens ou musulmans, dans la seule enceinte de la ville, et que les bûchers allumés pour consumer les corps des indigènes, ne pouvaient suffire pour réduire en cendres tous ceux que l'on apportait. La mortalité s'était étendue dans une grande partie de la présidence de Calcutta; on ne savait pas jusqu'à quel terme elle s'était élevée dans le haut Bengale; mais on a pu juger qu'elle y avait été très-considérable, en voyant le grand nombre de cadavres que roulaient les eaux du Gange, ou qu'elles entraînaient sur ses bords, pour servir de pâture aux chiens et aux oiseaux de proie.

La mortalité fut encore plus considérable à Bénarès cette même année, quoiqu'elle eût déjà été ravagée par la première épidémie. Les Indiens y mouraient par centaines; la population chercha son salut dans la fuite, abandonnant en masse les lieux où le cholera se déclarait. Il en fut de même de la ville de More, qui fait partie du gouvernement de Bombay.

Les récits portent que la Chine et le royaume de Siam souffrirent cruellement du cholera. Les ravages furent très-grands dans la Perse; des armées furent dispersées par le cholera. En août 1817, sur une armée anglo-indienne, forte de 90,000 hommes, 7,000 furent enlevés en onze jours. A Java, qui a quatre millions d'habitans, le fléau en tua 400,000 dans les années de 1819 et de 1821. A Bassora, sur 50,000 habitans, 12,000 ont péri; à Bagdad, 5,000 sur 20,000.

A Tiflis, la mortalité fut extrême; tous les liens sociaux se rompirent; il en fut de même à Bassora. Enfin, le récit suivant nous donnera une idée de ce que le cholera a été à la Mecque. Il est dû à un médecin Toulousain qui voyage depuis quinze ans dans l'Orient, et qui a été témoin de ce qu'il raconte :

« Dans les premiers jours de mai, j'étais arrivé de Damas à Alexandrie. Le cholera-morbus asiatique exerçait ses ravages dans cette dernière cité, et ses progrès étaient d'autant plus rapides, que, malgré les ordres positifs de Mohammed-Ali, toutes les précautions nécessaires et prescrites pour éviter la propagation du mal étaient négligées. Mes soins devenaient inutiles; un médecin ne peut rien pour des fatalistes. C'était le temps des pèlerinages, et je suivis vers la Mecque et Médine la caravane de Syrie. Ce n'était plus la curiosité qui me dirigeait. Vous savez que j'ai accompli deux fois le saint voyage, et qu'au nom de musulman que j'ai pris on ajoute toujours celui si respecté de *Hadgi* (1); mais j'étais persuadé que la terrible peste des Indes viendrait moissonner jusqu'au pied du tombeau du prophète les plus fervens sectateurs de l'islamisme, et cet effrayant spectacle pouvait, plus tard, à l'aide d'observations bien faites, avoir une grande utilité. Là, de toutes les parties de l'Afrique, des rives de la Méditerranée jusqu'au grand désert de Sahara, de l'intérieur des terres, des bords du Niger et des côtes de Guinée, on voit accourir de riches maures et des nègres presque nus, qui invoquent ensemble Allah et son prophète. La Turquie Européenne, l'Asie-Mineure, l'Egypte, les trois Arabies, la Perse et les Indes, envoient leurs dévots à la sainte Kaabah. Le cholera devait, sans aucun doute, y être porté sur toutes ces tribus, que d'énormes espaces sépareraient toujours, si un sentiment religieux n'en rassemblait pas chaque année de nombreux représentans.

---

(1) Mot arabe qui signifie *Pèlerin*.

« Mes prévisions sur la propagation du cholera ont malheureusement été justifiées.

« L'invasion de la maladie a été rapide, instantanée : des individus, dans l'état de bonne santé, tombaient à terre, vomissaient, devenaient froids, et mouraient sur la place. La première pensée qui se présenta au commun des pèlerins, fut que cette maladie était la peste ; mais les Ulémas, les Cheiks et les médecins musulmans, repoussèrent cette idée, en se rappelant le passage du Koran, qui dit : que la peste a été pour toujours exilée des saints lieux par le prophète, et que jamais elle ne pourra y rentrer.

« En recherchant les causes de cette mortalité si imprévue, on était généralement disposé à l'attribuer au manque d'eau. Dans le mois chawal, de grandes pluies continues avaient détruit les conduits qui portent l'eau à la Mecque, de sorte que l'on se trouva privé d'eau douce dans cette ville encombrée d'une population extraordinaire. Les docteurs de la loi assuraient cependant que cette circonstance n'était pas la seule cause du mal, et le chef de la garnison avait, à ce que je crois, la même idée. Les tambours et la musique militaire cessèrent de se faire entendre ; la raison qu'on en donna était que ces instrumens, inventés par les infidèles, avaient troublé trop long-temps par leur bruit importun le repos des saints lieux, et violé la maison de Dieu, qui, dans sa colère, avait envoyé, non pas la peste, parce qu'il gardait la promesse donnée par son prophète, mais une maladie dont les ravages n'étaient pas moins grands.

« L'importation du cholera-morbus n'avait pas besoin d'être attribuée à cette cause surnaturelle si judicieusement indiquée par les docteurs musulmans, il suffit d'observer qu'il y est entré en même temps qu'une foule de pèlerins de la Perse, des Indes, de l'Yémen, et d'autres pays en proie à l'épidémie.

« Indépendamment de ces circonstances, qui seraient suffisantes pour faire reconnaître l'origine du mal, j'ai cru remarquer, et les autres médecins européens, en petit nombre dans le Hidjaz et à la Mecque, ont vu aussi comme moi, dans l'état de la température de l'atmosphère, les causes et les conditions du développement rapide et effrayant de la maladie. Nous les trouvons dans l'excès de la chaleur qui s'est constamment maintenue à 31 degrés de Réaumur; dans les grandes pluies qui ont produit une humidité délétère; dans la continuité des vents du sud et du sud-est; dans le nombre prodigieux, cette année, de pèlerins venus des lieux infectés, entassés les uns sur les autres dans un petit espace; dans le mélange des hommes sains et malades; dans l'irrémédiable habitude de porter les habillemens des personnes mortes d'affections plus que suspectes; dans l'usage des alimens de mauvaise qualité, et de fruits verts ou pourris mangés avec une avidité sans exemple, et, enfin, dans les fatigues inexprimables auxquelles cette multitude de dévots a dû se soumettre pour remplir le devoir religieux de visiter les lieux saints, qui sont des montagnes arides, et malgré l'ardeur d'un soleil brûlant.

« Les exagérations, les peintures de la poésie, seraient au-dessous de la vérité, relativement à ce qui s'est passé durant une de ces pieuses cérémonies.

« Pendant les trois jours qui précèdent le Courbam-Bayram, les pèlerins, la garnison, les habitans du pays, tout se rend à l'Arafat. Là on doit faire la prière célèbre, relative à la reconnaissance d'Adam et d'Eve après leur expulsion du paradis terrestre. Aucun devoir, aucun besoin ne peut faire sortir de ce lieu, et pendant trois jours il faut oublier toutes ses affaires, toutes ses affections, toutes les nécessités même que la nature impose à l'homme. Ces malheureux Musulmans n'ont pas manqué à ce précepte religieux. Une foule immense, pressée, amoncelée, resta à l'Arafat les trois jours prescrits, sans bouger de place. Pendant la troisième journée, elle fut inondée par une pluie battante qui ne cessa point. Le nombre des morts, qui déjà avait été considérable, s'accrut alors avec rapidité, et s'éleva dans une progression effrayante dans les momens où l'eau tombait avec plus d'abondance. Il semblait que Dieu avait ordonné à l'ange exterminateur de frapper cette masse immobile. Huit mille cadavres jonchèrent le sol, et y demeurèrent sans sépulture : ceux qui avaient survécu ne prirent pas le soin de les ensevelir, ayant trop de hâte de se rendre le soir même à Mina, lieu de la grande foire, pour jeter tous ensemble des pierres aux trois grands démons ou esprits malins qui ont été emprisonnés par le prophète.

« Mina resplendissait de l'amas des richesses de l'Orient ; mais là un plus grand nombre de victimes instantanément frappées, devaient faire oublier celles qui gisaient à l'Arafat. A la fête de Mina, chaque Musulman aisé tue et dépèce un mouton. Trente mille de ces animaux furent égorgés dans la journée. Le sang et les entrailles des victimes, que la chaleur et les insectes livraient à une prompte putréfaction, les exhalaisons des cadavres de l'Arafat, que le vent brûlant du sud jetait sur Mina, tous ces nouveaux principes de corruption et de mort vinrent porter au dernier degré d'intensité le fléau qui accablait ce malheureux pays. De minute en minute on voyait des morts tomber au pied des tentes, dans les rues, partout. L'homme sain et robuste qui s'entretenait avec vous, chancelait et était renversé, et dans quelques instans privé de sentimens et glacé. Une épouvante universelle se manifesta; on se mit à fuir dans toutes les directions, toutes les syllabes plaintives des langues de l'Afrique et de l'Asie étaient répétées par cent mille voix; mais bientôt le bruit s'apaisait, les bouches d'une grande partie de ces pèlerins ne priaient plus, ne se plaignaient plus !.... La mort les avait fermées pour toujours.

« A la Mecque, le mal augmenta encore après ces journées de désolation. Le nombre des victimes croissait de moment en moment; le gouverneur de la ville, Abdin-Bey, ne voulant pas manquer à ses devoirs religieux dans la grande journée de Mina, s'y était rendu dès la veille pour faire le sacrifice, recevoir les visites d'usage, et jeter des pierres aux esprits malins; il fut attaqué, dans la nuit même, du cholera-morbus, et bien avant le lever du soleil il avait cessé d'exister.

« J'ai assisté aux sanglantes journées d'Austerlitz, d'Iéna, de Friedland, d'Esling et de Wagram; j'ai vu la mort se multiplier sur ces vastes champs de bataille, et les joncher de corps mutilés; mais jamais rien d'aussi horrible ne s'était offert à mes yeux que ce que j'ai vu à l'Arafat, à Mina et à la Mecque !!! Ces cadavres de Nègres, de Mulâtres, de Caffres, de Blancs, mêlés aux entrailles des victimes, souillés de leur sang; cette foule fuyant, et tombant sous les coups d'un glaive invisible, ces cris d'effroi que suivait un silence funèbre, tous ces sujets d'*épouvantemens*, pour me servir de l'expression d'un traducteur de nos livres saints, m'ont poursuivi jusqu'à Assouan, où j'ai enfin trouvé quelque repos. »

Maintenant voici ce qu'on a vu en Égypte :

Relation adressée à M. Jomard, et communiquée par lui à l'Académie de médecine.

Alexandrie, 18 novembre 1831.

« Le cholera-morbus s'était manifesté à la Mecque dans le courant du mois de mai, et y avait fait de grands ravages. Nous espérions que cette maladie ne s'étendrait pas plus loin, parce qu'on se plaisait alors à l'attribuer à des causes atmosphériques et locales, et, dans le cas où elle sortirait des limites dans lesquelles d'abord elle semblait se renfermer, que les ordres qu'avait donnés le vice-roi de prendre toutes les précautions connues, comme les quarantaines et les cordons, empêcheraient la propagation du mal.

« Lorsque la prescription de la quarantaine est arrivée dans ces deux communes, plusieurs centaines de voyageurs s'étaient déjà introduits en Égypte. Il en est entré beaucoup au Caire, que plusieurs jours après on a fait rétrograder jusqu'à un petit lac qui porte leur nom (Birket-el-Haggi), à une ou deux lieues de la ville; et déjà alors il en était venu plusieurs à Alexandrie, mais aucun symptôme de la contagion ne s'était manifesté dans ces deux villes. Son Altesse avait déclaré que, s'il arrivait un seul accident au Caire, des cordons sanitaires lui interdiraient toute communication avec Alexandrie.

« Cependant les portes de Suez et de Kosseïr avaient déjà souffert du passage de ces dangereux pèlerins. Une maladie grave s'était manifestée à

Suez. La population de ce village est de 400 habitans ; en trois jours, les 30 et 31 juillet et le 1er août, il en avait péri 125, y compris le gouverneur et les voyageurs de la Mecque. Un médecin que le gouvernement y avait envoyé était revenu épouvanté, au Caire, sans avoir rien fait, et y était rentré sans aucun obstacle.

« Bientôt après, la caravane de la Mecque s'était présentée pour se rendre au Caire par un autre chemin que celui qui était gardé ; le cordon trop faible ne pouvant d'ailleurs abandonner son poste, le gouvernement envoya 200 bédouins pour escorter les pèlerins à Birket-el-Haggi.

« Tous ces soins, toutes ces précautions furent inutiles. La présence des pèlerins au Caire, quoique de courte durée, avait propagé le mal dans cette ville populeuse, l'invasion du cholera-morbus fut rapide et complète. Le 18 nous savions déjà qu'il s'était développé sur plusieurs points de la ville en même temps. Le vice-roi recevait de son côté la nouvelle de la mort en quelques heures de temps, de son parent Hassan-pacha, dont la femme était revenue depuis quelques jours du pèlerinage de la Mecque. Divers accidens avaient eu lieu depuis dans le harem ; trois dans le quartier franc. C'était la journée du 17. Dans celle du 18, le nombre des morts avait été d'environ 140, et le lendemain 19, de 195. Ibrahim-pacha et le ministre de la guerre s'étaient renfermés dans leurs palais, le gouverneur et le grand-divan dans la citadelle. On espérait séparer entièrement de la population les troupes, en les cantonnant au bord du désert.

« La terreur était dans le Caire. Toutes les familles fuyaient éperdues. Le Nil était couvert de barques chargées de ces fugitifs, dont les uns s'étaient flattés, mais en vain, de pénétrer dans Alexandrie, les autres se dirigeaient vers la Haute Égypte. Toutes les affaires étaient suspendues, et les chancelleries des vice-consulats et des agences fermées.

« A la réception de ces tristes rapports, le vice-roi, justement effrayé, avait fait prier M. Mimaut, consul-général de France, ainsi que le consul-général de Toscane et le gérant du consulat-général de Russie, de se charger d'organiser sur-le-champ un servive de quarantaine et un cordon, pour couper toute communication de personnes et de marchandises avec le Caire. S. A. promettait de faire exécuter avec la plus grande rigueur tout ce qu'ils ordonneraient pour le salut commun.

« M. Mimaut assembla ses collègues, leur fit connaître les intentions de S. A., et leur proposa de nommer un comité de cinq personnes, chargé de faire le travail et de donner les ordres exigés par une circonstance si impérieuse, et auquel le corps consulaire, à l'instar de ce qu'avait déjà fait le vice-roi, donnerait de pleins pouvoirs.

« Le comité fut à l'instant même composé de MM. les consuls-généraux de France, de Suède, d'Angleterre, de Toscane et du gérant de Russie, et il se déclara en permanence.

« Un double cordon sanitaire et deux lazarets furent ordonnés, et le service, confié à des Européens exclusivement, établi et réglé. On se plaisait à croire que le principe du mal n'avait pas déjà été apporté dans la ville; on espérait qu'il ne pénétrerait plus dans Alexandrie. La Providence en avait autrement décidé!

« Dès le 21, des bruits sinistres avaient annoncé la présence de la contagion; le 22, nous sûmes qu'une dixaine de personnes étaient mortes dans la nuit avec tous les symptômes du cholera-morbus. Parmi les victimes de ce fléau, on comptait trois Européens des bâtimens qui se trouvaient dans le port. Les cordons sanitaires, gênant sans objet les relations entre la ville et le pays qui l'alimentait, devinrent alors inutiles, et furent levés. On ne conserva plus que des lieux d'observation aux principaux points de communication et de passage.

« Beaucoup de familles françaises et européennes, et parmi elles un consul-général, se jetèrent sur des bâtimens qui devaient les porter à Chypre et à Rhodes. La plupart des autres Européens se renfermèrent avec les précautions d'usage contre la peste. La maison où se trouve le consulat-général de France fut soumise à une réclusion complète. Ses portes ne s'ouvraient plus que pour un médecin et un pharmacien français, et pour le consul-général M. Mimaut, qui nous déclara que, quoi qu'il arrivât, il resterait imperturbablement à son poste, et que sa persévérance, sa protection et ses soins pour ceux dont les intérêts lui sont confiés, ne se démentiraient jamais.

« Toutes les affaires furent suspendues, les chancelleries fermées, et les échéances des effets de commerce prorogées par une ordonnance du corps consulaire.

« Plusieurs navires français, qui n'avaient plus rien à faire, suivirent le conseil que leur donna M. Mimaut, d'aller dans quelque port de la Syrie, à Chypre ou à Rhodes, et un signal fut convenu, quand ils reviendraient en vue, qui leur annoncerait si le danger des communications durait ou avait entièrement cessé. Nous n'avons qu'à nous applaudir de ce parti ; car, depuis leur départ, le cholera se déclara sur presque tous les bâtimens du port. Une grande partie de l'escadre du pacha restée en rade en fut infectée.

« A dater de cette époque, au Caire comme à Alexandrie, le fléau faisait de rapides progrès. Le deuil et le désespoir marchaient à sa suite; la prédestination seule, si chère aux Musulmans, rassurait les victimes. Il frappait, et ses coups rapides inspiraient l'épouvante et l'horreur. Souvent, dans le court espace d'un moment, quelquefois dans une heure ou deux, un homme plein de vigueur et de vie, tombait tout-à-coup, se roulait sur la terre, se débattait avec lui-même, en proie à des crampes affreuses et à de cruels déchiremens, et expirait noyé dans ses vomissemens. Les nouvelles du Caire devenaient de plus en plus effrayantes. Les cadavres étaient restés abandonnés dans les maisons et dans les rues, ce qui faisait craindre une augmentation de miasmes et d'infection. On ne peut donner une idée du spectacle que cette ville a offert pendant plusieurs jours. On n'entendait que les chants de la mort. Près des mosquées on marchait sur des mourans, on ne voyait plus que des cadavres.

« Ici le corps consulaire organisa une compagnie de fossoyeurs pour que les restes des malheureuses victimes qui ne mourraient point dans les hôpitaux ne fussent pas exposés à être dévorés par les chiens errans, ce qui aurait eu lieu sans cette mesure, qui avait pour but en même temps d'empêcher une plus grande propagation du mal.

« Malgré les précautions qu'avait prises Ibrahim-pacha en entourant son palais d'un triple cordon, le cholera était entré au harem, ou 40 personnes environ furent attaquées. Ce prince se jeta sur une barque, seul avec son médecin, pour se retirer dans la Haute Égypte.

« Nous eûmes dès-lors à déplorer des pertes parmi les Européens de distinction au Caire. Le vice-consul sarde et sa femme, le chancelier de Russie et la femme de celui d'Autriche, succombèrent en peu de temps.

« Ici nous eûmes à regretter le consul-général d'Espagne, M. Créus y Soler, le chancelier de Toscane, mort à bord d'un bâtiment, et le drogman du consul général d'Angleterre.

« Les ravages du fléau ont continué plus particulièrement à Alexandrie dans le quartier de la marine et sur les navires. C'est là que paraissait être le foyer de l'infection. Sur 500 hommes qui montaient une des frégates du pacha, plus de 350 moururent dans l'espace de 24 heures. Trois Européens qui étaient à bord se sauvèrent comme par miracle.

« Il y eut quelques accidens à bord de la frégate où s'était embarqué le vice-roi. Elle laissa aussitôt arriver sur Alexandrie ; et, ne voulant pas rentrer dans son harem où il y avait eu des morts, le pacha s'établit dans la maison particulière de M. Boghot, et ensuite chez son premier architecte.

« Le cholera, fidèle à ses habitudes, a suivi les routes tracées, et le cours des canaux et des fleuves : il s'est manifesté avec fureur à Fouâh, à l'entrée du canal Mahmoudiéh, où s'étaient arrêtés beaucoup de pèlerins et de fuyards, à Rosette et à Damiette.

« Enfin, vers le commencement de septembre, le mal présenta des symptômes moins alarmans et une moins grande intensité; il avait atteint son terme de croissance. Le nombre des morts diminuait sensiblement. Il en était de même au Caire; les bulletins qui étaient envoyés au gouvernement, portaient le nombre de morts dans cette capitale à 247 pour le 3 septembre, à 263 pour le 4, à 220 pour le 5, à 170 pour le 6, à 154 pour le 7 et à 111 pour le 8.

« Ceux d'Alexandrie présentaient les résultats suivans : le 3, 110 ; le 4, 86 ; le 5, 73 ; le 6, 64 ; le 7, 44 ; et le 8, 56 morts.

« Mais les nombres portés sur ces bulletins délivrés par les autorités turques, n'étaient pas exacts. Elles atténuaient le nombre vrai par négligence ou avec intention. La plus forte journée du Caire, celle du 29 août, est sur un bulletin de 696. Nous avons la certitude aujourd'hui qu'elle a été de plus de 1,400. La plus forte d'Alexandrie est, d'après un bulletin, de 136 ; on nous assure qu'elle a été de plus de 400.

« Les informations prises dans les lieux où a régné ce cruel fléau, sur les pertes qu'on a éprouvées, donnent déjà des résultats positifs. On avait beaucoup varié sur le nombre des victimes du cholera à Alexandrie ; nous avons aujourd'hui des données précises.

	hommes.
A bord des bâtimens, sur environ 8,000 marins. . .	678
Ouvriers de l'arsenal.	270
Maîtres et chefs.	50
Marins et ouvriers de l'hôpital.	200
Galériens..	60
Dans les quatre régimens en garnison ou campés. . .	558
Dans la population arabe.	2,000
Parmi les Européens.	92
	3,908

« Les Juifs, Cophtes et Levantins rayas ne sont pas entrés dans ce relevé. L'on peut donc, en y comprenant ces derniers, porter le nombre des morts de cette ville à plus de 4,000.

« La plupart des personnes ou chefs militaires qui ont été par leur position à portée de savoir ce qui se passait, portent le nombre des morts au Caire à 32,000.

« Le village d'Abou-Zabel, qui a donné son nom à l'hôpital-école de son voisinage, sur 2,000 habitans, en a perdu 1,000. Rosette a perdu 1,800 et plus; Damiette, 3,224. »

Quoique l'absence des chiffres exacts ne nous permette pas de connaître, dans les pays de l'Orient, la proportion des malades et des morts à la population, cependant il est évident que cette proportion a été très-forte, et qu'elle a dépassé de beaucoup la mortalité de l'Europe.

En Europe on commence à avoir des calculs précis sur la mortalité du cholera.

VILLES RUSSES.

SAINT-PÉTERSBOURG. — 430,000 habitans.
13,152 malades.
9,258 morts.
Sur 100 hab., mortalité, 2,15.

ARCHANGEL. — 19,000 habitans.
En 5 semaines.
2,000 malades.
1.200 morts.
Sur 100 hab., mortalité, 6,31.

RIGA. — 40,000 habitans.
Du 27 mai au 7 juillet.
4,350 malades.
2,224 guéris.
1,820 morts.
Sur 100 hab., mortalité, 4,55.

MITAU. — 12,000 habitans.
Du 30 mai au 9 juillet.
785 malades.
235 guéris.
402 morts.
Sur 100 hab., mortalité. 3,35

VILLES POLONAISES.

VARSOVIE. — 90,000 habitans, pendant la guerre.
Du 23 avril au 25 juin.
3,912 malades.
1,462 morts.
1,107 guéris.
1,343 en traitement.
Sur 100 hab, mortalité, 1,60.

LEMBERG. — 45,000 habitans.
Du 23 mai au 3 juillet.
3,599 malades.
957 guéris.
1,749 morts.
Sur 100 hab., mortalité, 3,88.

BRODY. — 24,000 habitans.
Du 6 mai au 7 juin.
4,629 malades.
2,093 guéris.
1,767 morts.
Sur 100 hab., mortalité, 7,36.

POSEN. — 25,000 habitans.
Du 14 juillet au 24 septembre.
864 malades.
541 morts.
323 guéris.
Sur 100 hab., mortalité, 2,16.

VILLES ALLEMANDES.

DANTZIG. — 60,000 habitans.

Du 29 mai au 7 septembre.

1,283 malades. 312 guéris. } 991 morts.

Sur 100 hab., mortalité, 1,65.

ELBING. — 22,000 habitans.

Du 12 juillet au 30 septembre.

377 malades. 132 guéris. } 244 morts.

Sur 100 hab., mortalité, 1,10.

KOENIGSBERG. — 70,000 habitans.

Du 23 juillet au 8 décembre.

2,205 malades. 864 guéris. } 1,319 morts.

Sur 100 hab., mortalité, 1,88.

BERLIN. — 225,000 habitans.

Du 1er septemb. au 12 décemb.

2,230 malades. 818 guéris. } 1,407 morts.

5 en traitement.

Sur 100 hab., mortalité, 0,62.

VIENNE. — 270,000 habitans.

Du 1er septemb. au 13 décemb.

4,028 malades. 2,006 guéris. } 1,924 morts.

98 en traitement.

Sur 100 hab., mortalité, 0,71.

HAMBOURG. — 120,000 habitans.

Jusqu'au 13 décembre.

896 malades. 387 guéris. } 476 morts.

33 en traitement.

Sur 100 hab., mortalité, 0,39.

BRUNN (Moravie). — 30,000 hab.

Du 21 septemb. au 10 nov.

1,556 malades. 886 guéris. } 588 morts.

82 en traitement.

Sur 100 hab., mortalité, 1,42.

MAGDEBOURG. — 36,000 habitans.

608 malades. 210 guéris. } 362 morts.

Sur 100 hab., mortalité, 1,00.

BRESLAU. — 63,000 habitans.

1,298 malades. 864 guéris. } 604 morts.

Sur 100 hab., mortalité, 1,08.

PRAGUE. — 75,000 habitans.

Du 28 novembre au 17 janvier.

3,094 malades. 1,592 guéris. } 1,288 morts.

266 en traitement.

Sur 100 hab., mortalité, 1,71.

LANDSBERG-SUR-LE-WARTHA. — 9,000 habitans.

58 malades. 21 guéris. } 37 morts.

Sur 100 hab., mortalité, 0,41.

THORN. — 13,000 habitans y compris la garnison.

393 malades. 256 morts.

Sur 100 hab., mortalité, 1,96.

GRAUDENTZ. — 5,000 habitans.

240 malades. 151 morts.

Sur 100 hab., mortalité, 3,02.

CULM. — 5,000 habitans.

268 malades. 88 morts.

Sur 100 hab., mortalité, 1,76.

ANGLETERRE.

SUNDERLAND. — 30,000 habitans.

536 malades. — 304 guéris. — 202 morts.

Sur 100 hab., mortalité, 0,67.

Ces relevés prouvent d'abord que les populations slaves ont proportionnellement plus souffert que les populations allemandes. Ainsi, Saint-Pétersbourg, Brody, Mitau, Archangel, Lemberg, ont plus perdu que Dantzig, Berlin, Breslau, Hambourg. La cause en est, sans aucun doute, dans la civilisation supérieure de l'Allemagne, qui a les aisances de la vie en plus grande quantité, et une hygiène publique mieux entendue. En outre, on remarquera que les capitales ont, respectivement dans chaque pays, moins souffert que les villes provinciales. Saint-Pétersbourg a eu moins de victimes que les autres villes, Berlin moins que les autres grandes villes prussiennes; Vienne moins que les autres grandes villes de la monarchie. La cause qui donne la supériorité aux capitales est la même que celle qui donne la supériorité aux populations allemandes : meilleure hygiène, plus d'aisance, plus de ressources en tout genre (1).

On peut ajouter à ces nombres les suivans, qui, bien qu'isolés, ne laissent pas que de donner une idée de la force du cholera :

Dans le gouvernement de Bromberg (Prusse), 22 villes ayant à elles toutes une population de 48,700 habitans, ont été attaquées; il y a eu 1,641 malades, 1,023 morts; dans la campagne, 111 villages, avec 16,530 habitans, il y a eu 1,490 malades et 746 morts; deux morts sur 100 habitans dans les villes, et 4 et demi dans la campagne.

(1) Cette conclusion est confirmée par le petit nombre d'individus que le cholera frappe en Angleterre et à Londres proportionnellement à la population. On sait aussi que dans tout ce qui tient aux *comforts* de la vie, l'Angleterre a une incontestable supériorité.

	POPULATION.	MALADES.			TOTAL.	GUÉRIS.			TOTAL.	MORTS.			TOTAL.	PROPORTION		
		Hommes.	Femmes.	Enfans.		Hommes.	Femmes.	Enfans.		Hommes.	Femmes.	Enfans.		des malades, par 100 habitans.	des guéris, par 100 habitans.	des morts, par 100 habitans.
Stallupöhnen.......	2,710	60	71	43	174	22	32	13	67	38	39	30	107	6,42	2,47	3,95
Dans 23 villages du cercle de Stallupöhnen............	3,235	73	73	39	185	33	34	16	83	40	40	22	102	5,64	2,52	3,45
Total......	5,945	133	144	82	359	55	66	29	150	78	79	52	209	6,03	2,52	3,65

Regierungsbezirk de Francfort-sur-l'Oder.
72,143 habitans.
1,147 malades. — 379 guéris. — 616 morts. — 152 en traitement.
Jusqu'au 30 septembre.

Provinces prussiennes atteintes jusqu'au 12 novembre par le choléra.

PROVINCES ET GOUVERNEMENS.		MALADES.	MORTS.	GUÉRIS.
Prusse	4	20,563	12,231	7,418
Posen	2	10,542	6,037	3,631
Silésie	3	2,045	1,191	594
Brandebourg	2	4,663	2,827	1,726 (1)
Saxe	1	606	360	189
Poméranie	2	1,393	847	488
Totaux		39,812	23,493	14,046

(1) Y compris Berlin.

En Gallicie, il y a eu, jusqu'au 19 novembre, 259,805 malades, 162,083 guéris, et 97,654 morts. Au 19 novembre, il ne restait plus que 58 malades. La population de la Gallicie est de 2,780,000 habitans; sur 100 habitans, mortalité 3,44.

En Hongrie, depuis le 13 juin jusqu'au 15 janvier, il y a eu 501,657 malades, 268,891 guéris, 217,594 morts. La population est de 7.500,000 habitans; sur 100 habitans, mortalité 2,90.

Ces calculs donnent une trop faible mortalité proportionnelle, et ils sont en désaccord avec la mortalité des villes galliciennes de Lemberg et de Brody. Ce désaccord tient à ce que le gouvernement autrichien n'a pas publié la population des parties de la Gallicie et de la Hongrie qui ont été envahies par le cholera. Toutes ne l'ont pas été: et, comme nous comparons la mortalité à la population totale, et que cette population tout entière n'a pas encore été atteinte, il en résulte que la proportion des morts à celle des habitans paraît beaucoup plus faible qu'elle n'est réellement. D'ailleurs, le cholera de la Hongrie n'est pas tout-à-fait éteint.

Les pertes que la monarchie autrichienne a faites jusqu'à présent par le cholera, s'élèvent en nombre rond à 400,000 habitans, 220,000 en Hongrie, 100,000 en Gallicie, 80,000 en Bohême, Moravie et Autriche.

Suivant l'Abeille du Nord, la Moldavie et la Valachie, dont la population est de 2,800,000 âmes, ont été de 36,560 malades, 20,218 morts; 1 malade sur 85 habitans, 1 mort sur 142.

Nous savons que dans chaque ville le cholera n'avait une durée que de deux à trois mois; la mortalité est fort inégalement distribuée pendant ce temps, ainsi qu'il résulte des tableaux suivans :

SAINT-PÉTERSBOURG.

MOIS ET DATE (vieux style).	MALADES.	MORTS.	GUÉRIS.	MOIS ET DATE (vieux style).	MALADES.	MORTS.	GUÉRIS.
Juin.				Juillet.			
14	2	1	1	1	569	247	77
15	»	»	»	2	482	272	100
16	9	5	»	3	383	251	105
17	2	1	»	4	394	216	95
18	21	7	»	5	317	105	193
19	68	25	1	6	324	175	122
20	99	57	1	7	314	179	151
21	152	67	2	8	196	117	137
22	223	106	1	9	190	119	215
23	240	119	11	10	174	95	124
24	212	100	8	11	140	94	158
25	234	113	10	12	104	60	165
26	389	156	11	13	108	60	121
27	525	177	14	14	99	108	164
28	579	237	48	15	88	54	112
29	570	277	54	16	85	50	159
30	515	272	30	17	84	39	135

MOIS ET DATE (vieux style).	MALADES.	MORTS.	GUÉRIS.
Juillet.			
18	91	55	121
19	38	33	168
20	44	36	144
21	50	40	137
22	47	33	128
23	49	20	109
24	38	24	135
25	36	31	86
26	26	11	88
27	36	33	91
28	24	12	77
29	19	3	51
30	21	15	49
31	20	8	49
Août.			
1	19	9	66
2	10	7	26
3	9	6	16
4	9	5	25
5	12	9	25
6	3	4	23
7	16	10	6
8	21	11	27
9	11	5	4
10	19	8	18
11	15	2	15
12	10	5	7
13	20	6	16
14	12	8	8
15	12	6	9

MOIS ET DATE (vieux style).	MALADES.	MORTS.	GUÉRIS.
Aout.			
16	14	6	10
17	9	8	8
18	8	6	12
19	15	3	10
20	11	3	3
21	14	3	9
22	13	7	14
23	9	7	12
24	2	8	8
25	6	3	4
26	4	2	8
27	9	3	3
28	4	4	3
29	7	2	11
30	»	2	10
31	2	1	3
Septem.			
1	9	2	1
2	3	»	3
3	5	3	6
4	3	1	8
5	8	1	3
6	»	1	3
7	3	1	3
8	4	5	»
9	5	»	1
10	6	2	2
11	»	»	»
12	»	»	»

KOENIGSBERG.

1re semaine,	71	malades.	8e semaine,	76	malades.
2e id.	275	id.	9e id.	44	id.
3e id.	286	id.	10e id.	86	id.
4e id.	249	id.	11e id.	96	id.
5e id.	228	id.	12e id.	128	id.
6e id.	126	id.	13e id.	122	id.
7e id.	107	id.			

Accroissement jusqu'à la troisième semaine ; décroissement jusqu'à la neuvième ; mais depuis l'époque de l'équinoxe, nouvel accroissement.

Posen.

1re semaine,	18 morts.	6e semaine,	85 morts.
2e id.	36 id.	7e id.	54 id.
3e id.	92 id.	8e id.	31 id.
4e id.	104 id.	9e id.	19 id.
5e id.	81 id.	10e id.	21 id.

Hambourg, *du 8 octobre au 2 décembre.*

Semaines.	Atteints.	Guéris.	Morts.
1re	55	2	31
2e	247	15	102
3e	218	65	141
4e	152	94	79
5e	83	53	46
	755	229	399

Semaines.	Atteints.	Guéris.	Morts.
Report	755	229	399
6e	52	60	29
7e	48	29	20
8e	25	21	8
Résultat..	880	339	456

En traitement, 85.

Berlin, *du 31 août au 22 novembre.*

Semaines.	Atteints.	Guéris.	Morts.
1re	64	1	36
2e	163	23	107
3e	336	36	162
4e	217	79	153
5e	249	87	195
6e	251	83	157
7e	271	84	154
	1,551	393	964

Semaines.	Atteints.	Guéris.	Morts.
Report	1,551	393	964
8e	239	115	148
9e	135	83	104
10e	141	82	84
11e	64	50	49
12e	63	40	25
Résultat	2,193	761	1,374

En traitement, 58.

Vienne.

Semaines.	Malades.	Guéris.	Morts.
1re	764	47	303
2e	442	252	158
3e	391	184	200
4e	509	375	274
5e	434	242	226
6e	399	179	228
	2,939	1,279	1,389

Semaines.	Malades.	Guéris.	Morts.
Report	2,939	1,279	1,389
7e	326	190	185
8e	281	120	126
9e	204	141	84
10e	134	110	72
11e	96	77	43
12e	43	83	23
Résultat	4,023	2,000	1,922

Ces divers tableaux montrent qu'en général la maladie a un mouvement ascendant, un état et puis un décroissement. Vienne seule offre cela de singulier, que la première semaine est celle qui a le plus de malades; et Posen, que la maladie qui diminuait, a repris à la neuvième semaine une marche ascendante. C'est généralement de la troisième à la quatrième semaine que la maladie atteint son maximum; elle y reste une quinzaine de jours; puis elle décroît plus ou moins rapidement. On remarque aussi que c'est surtout dans les premières semaines que la proportion des guérisons est petite à côté de celle des malades. Dans les dernières semaines cette proportion s'accroît considérablement.

Les jours ne sont pas non plus sans influence sur la marche de la maladie.

A Berlin il y en a eu

En 8 dimanches,	221 malades,	69 guéris,	167 morts.
En 8 lundis,	276 id.	70 id.	164 id.
En 8 mardis,	287 id.	106 id.	177 id.
En 8 mercredis,	281 id.	72 id.	156 id.
En 8 jeudis,	268 id.	96 id.	203 id.
En 8 vendredis,	241 id.	87 id.	160 id.
En 8 samedis,	289 id.	66 id.	147 id.

A Kœnigsberg, du 23 juillet au 28 octobre, sont tombés malades,

Les dimanches,	276	Les jeudis,	295
Les lundis,	282	Les vendredis,	249
Les mardis,	348	Les samedis,	234
Les mercredis,	286		

Le mardi, le mercredi et le jeudi à Kœnigsberg, le mardi, le mercredi et le samedi à Berlin, ont donné les plus forts chiffres de malades. Le fort nombre du samedi à Berlin, doit être une chose accidentelle. On ne peut en trouver la cause.

Mais pour les chiffres du mardi et du mercredi, il faut en chercher l'explication dans le dimanche précédent. Le dimanche remplit les cabarets et donne lieu à mille écarts de régime; il place ainsi le premier germe du cholera, qui éclate le troisième jour, le mardi. Il en est de même du lundi par rapport au mercredi.

Tous les médecins qui ont observé le cholera se sont accordés à dire qu'il attaquait de préférence les classes pauvres, malheureuses, mal logées, mal nourries. C'est un fait que l'on pouvait prévoir à *priori*, et que les expériences de tous les lieux sont venues confirmer. Toutefois nos lecteurs ne seront peut-être pas fâchés de trouver le tableau suivant qui présente la marche du cholera chez les 1000 premiers malades à Berlin, rangés par professions :

PROFESSION.	SEXE.		ENFANTS jusqu'à 15 ans		TOTAL.	Sur ce nombre sont	
	Masculin.	Féminin.	Masculin.	Féminin.		Guéris.	Morts.
1. Employés supérieurs ou leurs familles	9	2	4	»	15	4	11
2. Médecins	4	1	1	»	6	1	5
3. Maîtres, maîtresses et candidats	5	2	1	»	8	3	5
4. Artistes (peintres, musiciens, etc.)	4	5	1	1	11	2	9
5. Marchands, fabricans, rentiers, propriétaires	18	9	3	1	31	9	22
6. Employés inférieurs	19	6	1	2	28	13	14
7. Maîtres ouvriers	53	32	17	14	116	28	82
Compagnons	69	34	11	6	120	37	74
Apprentis	3	»	»	»	3	1	1
8. Tisserands et ouvriers en chaises	31	16	29	9	76	25	48
9. Bateliers	29	2	»	1	32	3	29
Leurs garçons	19	»	»	»	19	2	16
10. Marchands de comestibles, cabaretiers pour la bierre et l'eau-de-vie	6	8	2	»	16	5	9
11. Fripiers	3	8	1	»	12	3	8
12. Modistes, couturières, blanchisseuses	»	11	»	»	11	5	5
13. Cuisiniers, cochers, domestiques, servantes	18	32	2	»	53	17	30
	290	168	73	34	557	158	366

PROFESSIONS.	SEXE. Masculin.	SEXE. Féminin.	ENFANTS jusqu'à 15 ans Masculin.	ENFANTS jusqu'à 15 ans Féminin.	TOTAL.	Sur ce nombre sont Guéris.	Sur ce nombre sont Morts.
Report.	290	168	73	34	557	158	366
14. Manouvriers.........	95	39	21	12	167	30	119
15. Infirmiers, porteurs de morts, fossoyeurs......	16	9	»	»	25	14	8
16. Veilleurs............	6	1	»	1	8	1	5
17. Veuves..............	»	75	3	6	84	19	56
18. Femmes non-mariées et séparées	»	23	4	3	30	7	19
19. Pensionnaires et pauvres des hospices.....	11	18	»	»	29	11	17
20. Invalides et pauvres à l'aumône...........	5	4	3	»	12	1	10
21. Filles publiques......	»	6	»	»	6	1	4
22. Profession inconnue...	16	27	11	10	64	14	50
23. Militaires en état d'activité............	10	»	2	»	12	3	8
24. En retraite.........	3	3	»	»	6	4	2
* 71 sont encore en traitement.	452	373	108	67	1000 *	263	666

Le nombre des bateliers morts est très-considérable. La manière de vivre grossière et malsaine de ces hommes peut être une plus grande disposition créée pour le cholera. Après eux viennent les invalides et les indigens, chez qui un âge avancé et un état maladif déterminent une grande mortalité. Il est aussi mort beaucoup de manouvriers; cette proportion défavorable est due à leur lenteur à demander des secours, pour perdre le moins qu'ils peuvent de temps de travail, à leur mauvaise nourriture, à leurs logemens malsains, à l'usage trop fréquent de l'eau-de-vie, etc.

Le nombre des employés supérieurs et des médecins atteints a été très-petit; mais sur ce petit nombre la mortalité a été très-grande; c'est sans doute parce que la maladie a frappé parmi eux ceux qui en étaient les plus susceptibles, et alors elle les emporte d'une manière sûre et rapide, comme on l'a vu jusqu'à présent dans les classes supérieures.

Une chose remarquable, c'est le petit nombre de militaires atteints. Berlin a une garnison considérable, et cependant, à peine quelques soldats ont-ils été attaqués. Au reste, cette observation a été faite partout, au moins tant que le soldat n'est pas en campagne. Cela tient sans doute à ce que les régimens sont composés d'hommes robustes assujettis à une vie régulière.

Si l'on compare les âges et les sexes, voici les résultats qu'ont donnés à Berlin les 1000 premiers malades :

AGE.	SEXE.		TOTAL.	Sur ce nombre sont	
	Masculin.	Féminin.		Guéris.	Morts.
Au-dessous de 5 ans	47	26	73	15	52
De 6 à 10 ans	42	24	66	19	40
De 11 à 15	19	17	36	19	11
De 16 à 20	17	16	33	11	17
De 21 à 25	16	28	44	15	24
De 26 à 30	34	33	67	21	42
De 31 à 35	51	31	82	26	48
De 36 à 40	59	38	97	22	72
De 41 à 45	39	30	69	13	52
De 46 à 50	52	35	87	26	54
De 51 à 55	27	30	57	16	35
De 56 à 60	28	20	48	13	32
De 61 à 65	22	28	50	6	43
De 66 à 70	17	17	34	6	25
De 71 à 75	6	11	17	2	15
De 76 à 80	2	11	13	3	10
De 81 à 85	2	4	6	2	4
De 86 à 90	»	2	2	1	1
Age inconnu	79	40	119	27	89
	559	441	1000	263	666
	1000			929 (*)	

(*) 71 sont encore en traitement.

Ces résultats peuvent être présentés d'une manière plus commode :

	Malades.		Guéris.		Sur 100.		Morts.		Sur 100.
Enfans, jusqu'à 15 ans....	175	—	53	—	30	—	103	—	60
Jeunes gens de 15 à 30 ans.	144	—	47	—	32	—	83	—	58
Âge mûr, jusqu'à 50 ans..	335	—	87	—	26	—	226	—	67
Âge avancé, jusqu'à 70 ans.	189	—	41	—	22	—	135	—	71
Vieillesse, jusqu'à 90 ans..	38	—	8	—	21	—	30	—	79

La proposition qui s'était répandue, on ne sait comment, que les enfans ne sont pas attaqués par le cholera, ne s'est nullement vérifiée. On a vu des enfans de cinq semaines avoir la maladie et en guérir. On voit même par le tableau ci-dessus, que, sur les 881 malades dont l'âge est connu, le cinquième est composé d'enfans. Les jeunes gens de quinze à trente, si l'on considère le rapport dans lequel cet âge est avec le reste de la population, ont souffert le moins du cholera; ceux qui en ont souffert le plus, sont les personnes de trente à cinquante ans. Si l'on examine les rapports des guérisons et des morts dans les différens âges, on reconnaît que les vieillards meurent proportionnellement le plus; et un âge avancé, d'après cette expérience, est en soi seul d'un pronostic défavorable pour l'issue de la maladie. La liste précédente fait voir que de cinquante à soixante-dix ans, 71 malades sont morts sur 100, et 79 sur 100 parmi ceux de soixante-dix à quatre-vingt-dix. Chez des hommes qui sont si près du terme naturel de la vie, une mortalité si considérable se conçoit facilement, quand ils sont attaqués par le cholera. L'âge qui donne les meilleures espérances de guérison, c'est celui de quinze à trente ans, où il n'est mort que 58 malades sur 100. Il est mort plus d'enfans, 60 sur 100; et ces résultats prouvent que le cholera, dans ses effets meurtriers, suit les lois générales de la mortalité.

A Posen, sur 541 morts il y a eu 303 hommes et 238 femmes. Les voici rangés suivant leur âge :

		Report. . .	182
Au-dessous d'un an. . .	5	De 29 à 42 ans	145
De 1 à 7 ans	38	De 43 à 56.	111
De 8 à 14.	35	De 57 à 70.	73
De 15 à 28.	104	De 71 ans et au-dessus.	30
	182		541

On a comparé sur plusieurs points la mortalité de différens mois de 1830 correspondans à ceux de 1831 où le cholera a régné, et l'on a trouvé que, sans compter même le cholera, la mortalité a été beaucoup plus considérable qu'en 1830. Ainsi, à Posen,

	Du 14 au 31 juillet.		En août.		Du 1er au 24 septembre.		TOTAL.	
Personnes mortes en 1830,	40	—	95	—	82	—	217	
Personnes mortes en 1831, de maladies ordinaires.	49	—	149	—	98	—	296	814
Du cholera.	88	—	352	—	78	—	518	

La même remarque a été faite à Berlin. Dans la semaine du 16 au 23 septembre 1830, il y est mort 138 personnes. Dans la semaine de cette année, Berlin en a perdu 184, sans compter le cholera. Ainsi, 1831 a coûté 46 habitans de plus; dans la même semaine l'épidémie a emporté 134 individus ; de sorte qu'il est mort à Berlin 180 personnes de plus que dans les mêmes huit jours de 1830.

Il meurt journellement à Berlin 19 personnes (année commune). Dans les mois où a régné le cholera il est mort, sans le compter, 22 personnes.

C'est une chose frappante que le retour du cholera dans les mêmes maisons.

A Kœnigsberg, depuis le 21 juillet jusqu'au 21

septembre, intervalle dans lequel il y a eu 1,451 malades,

	Malades.		Malades.
1 seule maison.........	21	2 maisons, dans chaque,	6
2 maisons, dans chaque,	10	3 id. dans chaque,	5
2 id. dans chaque,	9	10 id. dans chaque,	4
7 id. dans chaque,	8	14 id. dans chaque,	3
1 id.	7	9 id. dans chaque,	2

Dans la plupart des cas, ces malades appartiennent à plusieurs familles qui habitent dans la même maison.

Voici l'intervalle de temps qui s'est écoulé entre deux attaques dans la même maison :

	Jours d'intervalles.		Jours d'intervalles.
En 39 cas............	1	En 3 cas............	12
En 27 cas............	2	En 1 cas............	13
En 16 cas............	3	En 2 cas............	14
En 18 cas............	4	En 1 cas............	15
En 7 cas............	5	En 1 cas............	16
En 9 cas............	6	En 3 cas............	18
En 12 cas............	7	En 4 cas............	20
En 5 cas............	8	En 1 cas............	21
En 2 cas............	9	En 1 cas............	23
En 6 cas............	10	En 1 cas............	26
En 4 cas............	11	En 1 cas............	28

Il résulte de ce tableau, que les retours de la maladie se font presque tous avant le cinquième jour.

Voici un tableau pareil pour Berlin, du 31 août au 26 septembre :

	Jours d'intervalles.		Jours d'intervalles.
En 65 cas............	1	En 2 cas............	8
En 34 cas............	2	En 6 cas............	9
En 23 cas............	3	En 2 cas............	10
En 16 cas............	4	En 5 cas............	11
En 11 cas............	5	En 2 cas............	12
En 7 cas............	6	En 3 cas............	13
En 3 cas............	7	En 1 cas............	18

A partir du neuvième jour, les retours de la maladie dans les mêmes maisons deviennent très-incertains, et on peut admettre plutôt une nouvelle maladie qu'une liaison avec l'ancienne.

De pareils nombres sont encore trop petits pour qu'on puisse en tirer des conclusions scientifiques. Cependant on peut déjà remarquer l'influence du quatrième. C'est à ce jour que le plus grand nombre de retours se fait remarquer. On doit se rappeler que le mercredi a été signalé comme un jour mauvais, c'est aussi le quatrième après le dimanche.

On a dit que le cholera perdait sa gravité en s'avançant vers nos climats. Il faut s'entendre sur ce fait. Sans doute, à mesure que le cholera pénètre dans les pays où les aisances de la vie sont plus répandues, où la misère générale est moins grande, où les lois de l'hygiène publique sont mieux observées, où les habitans se nourrissent, se logent et s'habillent mieux, sans doute il n'exerce plus ces ravages effrayans que nous ne connaîtrons jamais que par des ouï-dires. Mais si l'on entend par cette diminution du cholera, que, sur un nombre donné de malades, il en tue aujourd'hui moins qu'auparavant, on commet une grande erreur. La mortalité du cholera n'a rien perdu sous ce rapport; dans quelque point qu'on l'examine, Russie, Pologne, Hongrie, Prusse ou Autriche, on voit toujours qu'il emporte un très-grand nombre des personnes qu'il atteint; il peut, sous ce rapport, être mis à côté des pestes les plus meurtrières. Si la peste de Bâle (1609-1611) a emporté 3,958 malades sur 6,408; si, dans la suette anglaise qui a régné à Londres, un malade à peine sur cent était sauvé; si, dans les épidémies de fièvres jaunes, en Amérique, les quatre cinquièmes des malades, au moins des Européens, périssent, le cholera a montré en Europe comme en Asie une redoutable puissance. Depuis son apparition à Berlin jusqu'au 6 septembre, sur 64 malades un seul avait échappé; et jusqu'au 20, sur 512 il n'y avait que 49 guérisons, à peine 1 sur 10. Mais cette funeste proportion ne dure pas pendant tout le temps de l'épidémie. Toutes les maladies épidémiques attaquent d'abord les individus qui y ont le plus de prédispositions; et si elles sont d'une nature maligne, la mortalité sera dans un rapport inverse de la durée de l'épidémie. Aussi, au commencement est-elle partout plus considérable qu'à la fin.

C'est un fait qui s'est vérifié sur tous les points. A Dantzig, depuis le début de la maladie jusqu'au 8 août, 1,202 personnes étaient tombées malades, et 257 guéries. Du 18 du même mois au 7 septembre, 81 malades, 55 guéris; de sorte que si, dans le premier intervalle, sur 10 malades 2 seulement étaient sauvés, dans le second il en échappait 2 sur 3. A Posen, de l'irruption du mal jusqu'au 5 août, 268 malades dont 59 seulement guérissent; du 28 août au 9 septembre, 67 sont sauvés sur 110. Si donc au début 3 malades seulement sur 13 conservaient la vie, dans le dernier temps 3 guérissaient sur 5. L'exemple le plus frappant est celui de Kœnigsberg. Du début du choléra jusqu'au 2 août, un seul malade sur 153 avait eu le bonheur de guérir; du 3 au 26, sur 832 289 guérissent, un sur trois, et du 25 au 31, 87 sur 143, c'est-à-dire, plus de la moitié.

C'est donc un résultat d'une expérience constante. La mortalité proportionnelle aux malades décroît constamment dans le choléra. Voilà pour le temps. Quant aux lieux, les différences qu'ils présentent sous ce rapport sont peu considérables, et il est difficile de trouver l'explication de ces petites différences. Ainsi, on voit à Berlin, ville bien bâtie, dont les habitans jouissent d'une certaine aisance, où les médecins sont nombreux et instruits, la mortalité dépasser la moitié des malades; il en est de même à Dantzig. A Vienne elle n'est que de la moitié; à Saint-Pétersbourg plus de moitié; en Gallicie, au contraire, et en Hongrie, elle est notablement moindre que la moitié.

Des chiffres et des observations que nous venons de présenter, il résulte :

1° Que le cholera attaque bien moins d'individus sur une population donnée en Europe qu'en Orient;

2° Qu'il en attaque moins parmi les populations allemandes que parmi les populations slaves, où la misère est plus grande;

3° Que les classes aisées sont par rapport aux classes inférieures ce que l'Europe est à l'Orient, c'est-à-dire que, proportionnellement, elles en souffrent infiniment moins;

4° Que tous les âges sont également sujets au cholera;

5° Que le cholera suit dans sa mortalité les lois de la mortalité générale;

6° Que la mortalité est toujours à peu près la moitié des malades, et qu'elle se tient partout dans des limites rapprochées de ce terme;

7° Que les militaires, dans leurs garnisons, ont été jusqu'à présent peu atteints par le mal;

8° Que l'on manque de renseignemens pour établir s'il est plus funeste dans les villes que dans les campagnes, ou *vice-versa*;

9° Qu'il n'est pas non plus possible d'établir par des chiffres la méthode de traitement qui compte le plus de succès.

LE CHOLERA DE L'INDE EST-IL LE MÊME QUE CELUI DE NOS CLIMATS, AVANT 1817 ?

Cette question n'est pas dénuée d'intérêt. Pour la décider, mettons sous les yeux de nos lecteurs quelques-unes des descriptions de cholera publiées par les médecins qui nous ont précédés.

La plus ancienne mention du cholera que nous ayons, est dans la Bible. Ce mot s'y trouve dans deux endroits de l'Ecclésiaste, cap. XXXVII, 32-33, et cap. XXXI, 22-23, et les deux fois avec des exhortations à la tempérance ?

Noli avidus esse in omni epulatione, et non te effundas super omnem escam; in multis enim escis erit infirmitas, et aviditas approximabit usque ad choleram. Propter crapulem multi obierunt; qui autem abstinens est, adjiciet vitam.

Quam sufficiens est homini erudito vinum exiguum, et in dormiendo laborabis ab illo, et non senties dolorem. Vigilia, cholera et tortura viro infrunito.

Dans le cinquième livre des épidémies d'Hippocrate, on lit ce qui suit :

Un habitant d'Athènes fut pris du cholera, et allait par bas avec douleur; rien ne pouvait arrêter ses évacuations; *la voix lui manquait;* il ne pouvait se lever de son lit; *ses yeux étaient ternes et caves;* le ventre et les intestins agités de convulsions; il y avait du hoquet. Les *déjections* étaient plus abondantes que le *vomissement*. Le malade prit de l'ellébore dans une décoction de lentilles; puis il but de cette décoction autant qu'il put, et ensuite il la vomit. Enfin, les déjections et les vomissemens s'arrêtèrent. Il eut froid, et prit un demi-bain *jusqu'à ce qu'il fût réchauffé entière-*

ment. Le lendemain il était bien, et prit une légère bouillie (paragraphe 5).

Entichydès, par suite d'affections cholériques, éprouva *des crampes dans les jambes* et des vomissemens. Pendant trois jours et trois nuits il rendit beaucoup de bile très-colorée, rougeâtre. Tombé dans un état de faiblesse et d'anxiété, il ne pouvait retenir ni boissons ni alimens. L'urine était rare et sortait difficilement; il vomit et rendit par le bas une sorte de lie.

Vomissemens et déjections, faiblesse extrême, froid, altération de la voix, crampes, diminution de la sécrétion urinaire, tout ce qu'on observe d'essentiel dans le cholera asiatique, se retrouve dans ces deux observations, quelque brèves qu'elles soient. Il n'y manque que cette matière blanchâtre qu'on a remarquée dans le cholera de l'Inde ; encore parle-t-il d'une espèce de lie rejetée par le haut et le bas.

Celse, lib. IV, chap. XI. *In cholera simul et* dejectio *et* vomitus *est, præter que hæc inflatio est, intestina torquentur, bilis supra infraque erumpit, primùm* aquæ similis, *deinde ut in eâ recens caro lota esse videatur, interdum* alba, *non nunquam nigra vel varia. Præter ea vero quæ supra comprehensa sunt, sæpe etiam* crura manusque contrahuntur, urget sitis, anima deficit.

Le cholera, dit Arétée de Cappadoce, maladie très-aiguë, consiste dans un mouvement rétrograde de matières qui affluent de tout le corps dans l'œsophage, l'estomac et les intestins. Celles qui s'étaient accumulées à l'orifice de l'estomac et dans l'œsophage, sont rejetées par le vomissement; celles qui flottaient dans l'estomac et les intestins, sont rejetées par le bas. Les premières, que les vomissemens portent *au dehors, sont semblables à l'eau;* celles qui coulent par le bas sont stercorales, liquides et d'une odeur fétide. Si l'on provoque leur évacuation par des lavemens, *elles sont d'abord muqueuses*, puis bilieuses. Au commencement, la maladie est légère et sans douleur, puis il survient des tiraillemens douloureux au cardia, le long de l'œsophage, et des douleurs dans le ventre. Si le mal s'aggrave et que les coliques s'accroissent, *le malade semble en défaillance*, *les muscles sont sans force*, les alimens causent une répugnance invincible, le sujet s'alarme sur son état. Si le mal arrive au plus haut degré, *la sueur inonde le corps*, une bile noire s'échappe par haut et par bas; *la vessie en proie au spasme retient l'urine qui d'ailleurs ne peut être abondante en raison de l'afflux des liquides vers les intestins. La voix s'éteint*; *le pouls devient petit et très-fréquent;* le malade fait de perpétuels et vains efforts pour vomir; il ressent de vives épreintes sans évacuations alvines; la mort arrive enfin au milieu de vives douleurs, *de convulsions*, *de sentiment de suffocation et d'efforts infructueux de vomissement*.

D'après Cœlius Aurelianus, lib. III, c. XVIII, *de acut. morbis*, le cholera se déclare par un vomissement d'alimens à moitié digérés et de bile jaune, verdâtre, parfois noire. A mesure que le mal augmente, le vomissement de liquide terne se prolonge, et parfois donne *lieu à la sortie d'une matière semblable à la lavure de chair. Elle est parfois muqueuse et blanchâtre.* Le pouls est dur, les articulations sont froides, la face est plombée, *la chaleur épigastrique et la soif sont insupportables; la respiration est courte et fréquente; les membres sont livrés à des contractions involontaires.* La douleur se fait sentir de l'épigastre à la partie supérieure de la poitrine et vers les régions iliaques. *Le vi-*

sage maigrit; les yeux sont rouges, le hoquet survient. *Les anciens assurent que cette maladie ne va jamais jusqu'au deuxième jour. Les accès de vomissement et de déjections avec contraction des membres, sont séparés par des intervalles de calme, ou, du moins, de diminution dans les accidens.*

Tous ces traits divers, empruntés à des médecins de l'antiquité, concordent avec la description du cholera asiatique.

Parmi les médecins modernes qui ont parlé du cholera-morbus, nous en citerons aussi quelques-uns.

Gorrœus définit le cholera : *est perturbatio ventris immodica, bilem per vomitus et dejectiones excernentis a continuâ ciborum cruditate.* Morbus est peracutus ut qui quarto ad summum die finiatur. Sunt autem ejus symptomata, præter vomitus et dejectiones bilis frequentissimas, defectus animi, sudores exigui, sitis, pulsus vermiculantes, musculorumque, manuum ac pedum, maximè verò crurum contractio et tensio.

Sydenham a observé des épidémies de cholera. Cette maladie, dit-il, fut plus répandue en 1669 que je ne me souviens de l'avoir vue dans aucune autre année. Elle arrive presque aussi constamment sur la fin de l'été et aux approches de l'automne, que les hirondelles au commencement du printemps et le coucou vers le milieu de l'été. *Ce mal se connaît aisément par des vomissemens énormes et par une déjection d'humeurs corrompues qui se fait par les selles avec beaucoup de peine et de difficulté. Il est accompagné de violentes douleurs d'entrailles, d'un gonflement et d'une tension de ventre, de cardialgie, de soif, d'un pouls fréquent avec chaleur et anxiété, et assez souvent d'un pouls petit et inégal, de cruelles nausées, et quelquefois de sueurs colliquatives, de contractions dans les bras et dans les jambes, de défaillances, de froideur des extrémités, et d'autres semblables symptômes qui épouvantent extrêmement les assistans, et tuent souvent le malade en vingt-quatre heures.*

Dès la fin de l'été 1676, ajoute-t-il ailleurs, le cholera-morbus était épidémique; et comme la chaleur extraordinaire de la saison augmentait sa violence, *il se trouvait accompagné de convulsions si terribles, et qui duraient si long-temps, que je n'en avais jamais vues auparavant de semblables. Elles n'attaquaient pas seulement le ventre, comme il est ordinaire dans cette maladie, mais encore tous les muscles du corps, et principalement ceux des bras et des jambes; en sorte que le malade, pour s'en garantir, se jetait quelquefois hors du lit, et faisait tous les efforts imaginables.*

Rivière rapporte que le cholera-morbus a régné épidémiquement à Nîmes en 1564.

Sauvages rapporte que tous les ans à l'automne le cholera régnait à Montpellier, et, parmi les signes qu'il énumère, on trouve notées les crampes dans les jambes.

Ces faits prouvent deux points : 1° que le cholera d'Europe est le même que celui de l'Inde, à une seule exception près, la nature des matières évacuées, pour lesquelles cependant certains observateurs se servent d'expressions qui rapprochent beaucoup ces évacuations de celles qu'on remarque aujourd'hui; et cette différence n'est pas de nature à faire, à elle seule, deux choleras; 2° que le cholera a régné épidémiquement à diverses époques en Europe.

Si nous passons à l'Inde, avant 1817, nous y trouverons un état de choses tout-à-fait analogue, c'est-à-dire, un cholera en tout semblable à celui dont nous venons de rapporter quelques traits et à celui qui y règne aujourd'hui, et des épidémies intercurrentes de cette maladie.

Bontius, qui parcourait l'Inde dans le dix-septième siècle, en parle en ces termes.

Cholera hic familiariter *ægros infestat; fit cholera cùm materia biliosa ac prætorrida, ventriculum ac intestina infestat*, per gulam simul ac per anum continuò fermè ac cum magnâ copiâ rejicitur. Morbus est acutissimus, *ideòque præsenti eget remedio. Quia cum tantâ quantitate simul effunduntur spiritus vitales ac naturales*, debilitato *quoque per fœdos halitus* corde, *caloris omnis et vita fonte; ut* plurimùm moriuntur ægri, idque celerrimè, ut pote qui intra viginti quatuor horas vel etiam pauciores expirent, *ut accidit, inter plurimos, Cornelio van Royen, ægrorum in nosocomio œconomo; qui, horâ sextâ vespertinâ adhuc valens, subito cholerâ correptus, et ante duodecimam noctis horam vomendo simul ac per alvum dejiciendo; cum duris cruciatibus ac* convulsionibus, *miserrimè expiravit.* Pulsus hic admodum debilis est, respiratio molesta, membra externè frigent; calor vehemens et sitis internè urgent, *vigiliæ adsunt perpetuæ.* Jactatio corporis inquietissima, quam si comitetur frigidus ac fœtidus sudor, *mortem in propinquo esse certissimum est.*

Au reste, le cholera était connu de toute antiquité dans l'Inde ; il est décrit dans les livres sanscrits, avec les signes qui le caractérisent, et, depuis Bontius, plusieurs médecins anglais et français en ont observé des épidémies.

Si on recherche dans l'histoire des traces de grandes épidémies du cholera-morbus semblables à celle qui envahit actuellement l'Europe, on n'en trouve pas. Quelques historiens ont cependant prétendu que la peste noire et le cholera sont deux maladies identiques. Elles n'ont cependant de commun que leur origine, qui est dans l'Orient. Vers le milieu du quatorzième siècle, se montra en Europe la peste noire. Elle éclata, en 1347, dans les îles de la Méditerranée, où des bâtimens l'avaient portée, et elle y exerça de grands ravages; des équipages entiers moururent dans leurs traversées, et l'on vit souvent des vaisseaux errer sur les mers abandonnés à eux-mêmes. En 1348, la maladie gagna l'Italie, l'Espagne et la France; nulle condition, nul âge ne furent épargnés par elle, et elle tuait si rapidement, que, comme Bocace le raconte, plusieurs qui, le matin, avaient dîné avec leurs parens, le soir avaient rejoint leurs aïeux. La mortalité fut effrayante. On estime que, dans les pays infectés, les deux tiers de la population périrent. A Florence, comme à Paris, on ne put songer aux inhumations ordinaires; on creusa de grandes fosses où l'on entassa les cadavres. En 1359, la maladie gagna l'Allemagne; Vienne et Lubeck en souffrirent cruellement. Elle n'épargna pas les pays septentrionaux, s'avança en Angleterre, en Danemark, en Suède, en Norwège, en Pologne, en Russie, et traversa ainsi toute l'Europe dans un espace de trois ou quatre ans. Le peuple attribuait alors la maladie à un empoisonnement des fontaines par les juifs. Un court exposé des symptômes de cette peste noire montrera qu'elle ne ressemblait en rien au cholera. Dès le commencement de la maladie il se manifestait une forte fièvre; du sang s'écoulait en grande quantité par les narines et les poumons. Les malades ne pouvaient se remuer; ils étaient tourmentés par la céphalalgie, le délire, une grande anxiété précordiale et la soif la plus vive, et, avec l'apparition des pétéchies, la mort arrivait vers le troisième jour. Si la maladie se prolongeait, il survenait des engorgemens glandulaires de mauvaise nature, aux aînes, au cou, aux aisselles; ces tumeurs suppuraient, et la mort n'en était qu'un peu retardée. Dans les pays froids, la forme gangréneuse se montra davantage, et c'est sans doute aux taches foncées qui apparaissaient sur la peau, que la maladie doit son nom de peste noire. On voit par là que cette maladie n'a aucun des traits caractéristiques du cholera, et qu'on ne peut, en aucune façon, les assimiler l'une à l'autre.

Enfin, il résulte de ces explications :

1° Que le cholera a régné en Europe sporadiquement et épidémiquement;

2° Qu'avant 1817, le cholera se montrait dans l'Inde très-fréquemment sous la forme épidémique;

3° Qu'il n'y avait aucune différence entre ces deux espèces de choleras, celui d'Europe et celui de l'Inde;

4° Que, depuis 1817, il s'est manifesté un cholera communicateur, dont tous les symptômes principaux coïncident avec l'ancien cholera de l'Inde et de l'Europe;

5° Que l'histoire ne nous offre aucun exemple où le cholera épidémique soit devenu voyayeur, et qu'il ait quitté, soit l'Inde, soit un pays européen, pour se porter ailleurs.

CAUSES DU CHOLERA.

C'est un phénomème singulier, que de voir une maladie connue, fréquente, revêtir subitement un caractère nouveau, qui en agrandit énormément la portée, et qui frappe les hommes de terreur. Ainsi, le cholera, de simplement sporadique ou épidémique qu'il s'était montré dans les siècles précédens, a acquis, il y a quelques années, une faculté de propagation qui, des bords du Gange, l'a porté sur ceux de l'Elbe et jusqu'à la capitale de l'Angleterre. Avant d'examiner les conjectures qu'a enfantées la cause d'un pareil phénomène, consignons une remarque qui n'est pas sans intérêt dans la question. On sait que, vers la fin du quinzième siècle, éclata en Italie et en France la syphilis, qui ne tarda pas à se répandre dans le reste de l'Europe. Les hommes jusque là n'avaient rien vu de semblable; ils s'effrayèrent. Les parlemens et les rois prirent des arrêtés pour arrêter la propagation du mal, que depuis on a su mieux guérir; mais que, pas plus qu'alors, on ne sait arrêter. Des médecins, venus plusieurs années après cette soudaine apparition, en placèrent l'origine dans l'Amérique, qui avait été découverte dans le même temps, et cette idée prit possession de tous les esprits. Mais depuis, des recherches approfondies ont fait voir que l'origine américaine de la syphilis était une chimère; et, en compulsant les auteurs qui ont précédé le quinzième siècle, on a trouvé qu'il avait existé de leur temps des maux vénériens, tels que chancres et écoulemens. Cependant on n'y a pas trouvé non plus rien qui ressemble à la maladie telle que le quinzième siècle nous l'a transmise. Il est donc vraisemblable qu'à cette époque les maux vénériens acquirent une intensité beaucoup plus grande, une contagion plus puissante, et que de ce redoublement est née la syphilis, qui ne nous est pas venue d'Amérique, que l'antiquité ne connaissait pas dans toute son activité, et qu'une cause inconnue a subitement grandie. . . . .

Quelque chose d'analogue est arrivé au cholera; jusque là, faible et sans importance, il est tout à coup devenu sous nos yeux formidable et menaçant. Quelle est l'origine de ce funeste changement? On n'a là-dessus que des hypothèses; nous allons en exposer quelques-unes :

M. Schnurrer et quelques médecins allemands ont pensé que la diffusion du cholera sur la plus grande partie du globe tenait à des modifications telluriques qui se propageaient successivement dans les différentes contrées. M. Schnurrer a particulièrement insisté sur cette idée, et il a vu un rapport de cause et d'effet dans la propagation du cholera, et dans les nombreux tremblemens de terre qu'ont éprouvés successivement l'Asie et l'Europe. Mais, bien qu'il soit possible que des changemens telluriques se fassent sentir sur la santé des populations humaines, et que même cette masse vivante soit le seul réactif qui nous en avertisse, cependant c'est encore une pure hypothèse que de rattacher un phénomène, tel que le cholera, à des changemens qui sont eux-mêmes une hypothèse; et, quant aux tremblemens de terre, ce n'est pas la première fois qu'ils ébranlent les continens, mais c'est la première fois qu'ils s'accompagnent du cholera. Il y a une cause de plus que les tremblemens, cause qui nous échappe.

Il faut en dire autant des modifications survenues dans l'atmosphère. Ira-t-on chercher l'origine du cholera dans les conditions de l'air, l'humide, le chaud, le froid et les variations des saisons? Mais tout cela s'est reproduit cent fois, et ce n'est que depuis 1817 que l'on connaît le cholera voyageur.

Nous sommes bien loin de l'Inde pour juger des causes qui peuvent avoir porté le cholera à une plus grande puissance, et les renseignemens des Anglais ne sont pas suffisans pour la solution d'une pareille question.

Le docteur Tytler a pensé que le cholera était dû à un riz de mauvaise qualité qu'avait produit l'année 1817, et qui fit, comme à l'ordinaire, la nourriture des Indous. Cela même lui a donné l'idée de former toute une classe de maladies, auxquelles il a donné le nom de *morbi cereales*, et parmi lesquelles il range le cholera. Sans doute, les divers alimens dont l'homme fait usage ont une grande influence sur sa santé. On connaît la singulière maladie à laquelle donne lieu le seigle ergoté, et l'on peut concevoir qu'un riz de mauvaise qualité ne soit pas moins nuisible. Cependant il n'est pas douteux qu'il y a eu souvent dans l'Indoustan du riz altéré, et c'est la première fois que le cholera voyageur se manifeste. Toutefois, ne dédaignons pas les raisons de M. Tytler. Il faut probablement le concours de bien des causes pour faire changer à une maladie de caractère, et un aliment de mauvaise nature peut avoir exercé sa part d'influence sur ce changement.

Les causes d'insalubrité, de maladies, de destruction, sont bien fréquentes dans l'Inde, et surtout dans le delta du Gange, où le mal a pris naissance. Une vaste rivière qui inonde périodiquement les terres, et en fait, pendant plusieurs mois, de vastes marécages; une chaleur ardente qui favorise l'évaporation des eaux et les décompositions de toute nature; une population nombreuse, pauvre, entassée, exploitée au profit d'une nation étrangère; une absence complète de toute police sanitaire; les cadavres lancés dans les flots du Gange, et venant flotter autour des vaisseaux amarrés à ses embouchures, telles sont les conditions sanitaires de l'Inde. Leur concours a-t-il été plus actif et plus complet depuis quelques années, de telle sorte qu'un cholera plus formidable a levé soudainement la tête dans ces régions, pour punir l'homme de ses négligences ? La peste ne s'y est pas engendrée comme elle s'engendre journellement en Egypte. Dans ce dernier pays, on trouve aussi un fleuve immense, de vastes inondations, une population malheureuse, l'insouciance de toutes les précautions hygiéniques, les sépultures faites sans soin, et exhalant au milieu des villes et des villages leurs funestes émanations. Cependant ici c'est la peste, et là le cholera; la peste essentiellement communicatrice par le contact, le cholera corrompant de proche en proche l'atmosphère. Où sont, lorsque tant de points sont semblables dans les causes, les raisons de tant de différences dans les effets? Mais si l'Egypte et l'Inde sont victimes, et nous rendent victimes de l'ignorance, de l'abrutissement de leur population et des vices de leurs gouvernemens, n'oublions pas qu'il a été un temps en Europe, temps peu éloigné de nous, où la peste d'Orient y naissait comme elle naît en Egypte, produite chez nous par la misère des populations. Aussi loin qu'on remonte dans l'origine du cholera, on trouve qu'il est dû, par un procédé ignoré, à l'accumulation et à l'action prolongée des insalubrités de toute espèce. Ce fait est capital, et il vient corroborer les inductions tirées de toutes parts, que, pour atténuer le cholera autant qu'il est possible, il faut détruire ces causes d'insalubrité.

On a remarqué que dans les maladies épidémiques, les animaux étaient souvent attaqués (1). Le cholera ne fait pas exception.

---

(1) Ce fait a été reconnu de toute antiquité.

Οὐρῆας μεν πρῶτον ἐπῴχετο καὶ κύνας ἀργούς.

Homère.

Dans l'Inde, des chameaux et des chèvres sont morts de la diarrhée. On a vu des morts subites parmi les bêtes à cornes et les chiens.

En Pologne, une épizootie meurtrière et contagieuse a régné sur les bêtes à cornes, peu de temps après que le cholera avait quitté ce pays pour passer en Prusse.

A Astrakhan, des chiens sont morts dans les convulsions.

En 1824, à Calcutta, les chiens sont morts d'accidens analogues à ceux du cholera.

A Taganrog, dit le docteur Dobrodejeff, la volaille et les chiens ont été attaqués de symptômes semblables. Ces observations ont été faites sur plusieurs points.

Si de cet ordre de causes productives du cholera nous descendons aux causes occasionelles, nous trouverons des notions plus précises, et dont les indications sont plus particulièrement utiles à la pratique des médecins; mais il est bien entendu qu'elles n'agissent que là où le cholera a pénétré par la vertu qui lui est propre.

L'état de l'atmosphère n'est point indifférent pour la production du cholera. On a remarqué à Wels (Autriche), en différentes fois, que l'épidémie croissait lorsque, après un brouillard ou une pluie, la température de l'air s'étant élevée, la chaleur agissait sur un sol humide. A Wels, à Kapper, à Traun, comme dans d'autres endroits, c'est dans les habitations situées à proximité de l'eau qu'il y a eu le plus de malades. A Pesth, en Hongrie, on a observé que le cholera faisait plus de victimes les jours de mauvais temps que dans ceux où le soleil luisait. De pareils faits ont été observés dans plusieurs lieux, et, à Berlin, ils ont été l'objet de recherches exactes et scientifiques.

M. August a publié ses observations météorologiques pendant toute la durée de l'épidémie, sous le titre de *Hygiométrie de l'air et cholera* (Luft fechtigkeit und Cholera). Le résultat principal est que la maladie a toujours crû et baissé avec l'humidité de l'air, mais qu'en outre, la direction du vent a eu une influence sur elle ; les vents d'est et de nord-est l'augmentant, tandis que les vents opposés la diminuaient.

On conçoit alors que les refroidissemens du corps soient une des causes occasionelles du cholera. Aussi voit-on dans les livres des exemples où des matelots ont été saisis pour avoir dormi sur le pont du bâtiment, des ouvriers pour avoir couché sur la terre humide, des femmes pour s'être mises à laver tout en ayant chaud. Un bain pris intempestivement a aussi déterminé le cholera.

Des écarts de régime ont une influence encore plus fâcheuse. Tous les excès de table sont dangereux quand règne le cholera. Le dimanche et le lundi, jours consacrés au repos et aux cabarets, produisent un plus grand nombre de maladies que les autres jours de la semaine.

Mais le mauvais choix des alimens n'est pas moins funeste que les excès. Les fruits mal mûrs, les crudités de toute espèce, les alimens d'une difficile digestion, ou pris en quantité insuffisante, sont autant d'élémens qui facilitent l'invasion du cholera. C'est en partie une alimentation ou mauvaise ou chétive qui fait peser le plus fort du cholera sur les classes inférieures.

Les glaces sont un usage peu sûr tant que règne la maladie.

Il en est de même de l'abus des liqueurs alcoholiques. Les ivrognes succombent souvent au cholera. Cependant cette règle ne paraît pas sans exception. Quelques médecins prétendent que les ivrognes ne sont pas plus attaqués que d'autres.

Les mêmes raisons font que les personnes dont les organes digestifs sont détériorés, ou qui souffrent habituellement de la diarrhée, le contractent plus facilement que d'autres.

L'expérience a démontré que l'entassement des individus, des habitations relativement trop étroites, le défaut de circulation de l'air, étaient autant de causes qui déterminaient l'invasion du mal. A Hambourg, le cholera a débuté dans un local appelé la *cave profonde* (der tiefe Keller), qui servait d'asile à des mendians, et il en a atteint presque tous les habitans. C'est encore là une observation qui explique comment les basses classes sont surtout frappées par le cholera.

Il faut en dire autant des foyers d'infection. On a vu l'ouverture d'égoûts infects, de lieux d'aisance, l'amas de matières animales en putréfaction, déterminer subitement sur un point l'apparition de la maladie.

Mais ce ne sont pas les seules causes occasionnelles.

Les affections de l'âme ont une part dans la production du cholera. La terreur lui donne la main, et l'amène parmi les populations. Il y a des cas où la crainte de la maladie en a provoqué l'explosion. La vue d'un spectacle effrayant a produit quelquefois le même effet, et à Varsovie, la nouvelle du désastre d'Ostrolenka propagea subitement le cholera parmi les hautes classes, qui jusqu'alors n'en avaient pas souffert.

Ainsi, causes générales. — Foyers d'infection, altération de l'atmosphère, encombrement des populations.

Causes individuelles. — Écarts de régime, alimentation de mauvaise nature, refroidissemens, passions tristes et débilitantes.

PROPHYLAXIE.

Il résulte de la théorie que nous avons donnée du mode de propagation du cholera, il résulte surtout des faits que nous avons exposés, que si le mal doit arriver jusqu'à nous, ce n'est pas dans les cordons sanitaires qu'il faut chercher un secours contre son introduction. Ils ont été partout impuissans; il faut donc y renoncer. Il faut renoncer également aux mesures désastreuses des isolemens partiels des villes et des maisons, isolemens qui répandent la terreur, augmentent la misère, et ne sont bons qu'à accroître l'intensité de la maladie. Ce n'est pas à des arrangemens de cette nature que les gouvernemens doivent dorénavant consacrer les sommes considérables qui sont nécessaires pour l'établissement des cordons et des quarantaines. Est-ce à dire que, ne pouvant empêcher la pénétration du cholera, ils n'ont plus rien à faire dans l'intérêt des gouvernés? non sans doute; cet argent, qu'ils ne doivent plus dépenser dans des mesures inutiles, qu'il soit employé à diminuer les causes d'insalubrité.

Que le gouvernement fasse disparaître dans les différentes localités tous les foyers d'infection qui peuvent s'y trouver.

Comme la misère est un des plus puissans auxiliaires du cholera, qu'il s'occupe des classes pauvres, que leurs travaux ne soient pas suspendus, que leurs réduits soient visités, et qu'on prévienne, autant que faire se pourra, les encombremens dans les maisons, dans les hôpitaux, dans les casernes. L'argent qui sera dépensé à donner de l'ouvrage aux classes laborieuses, à les défendre contre la misère, contre les maux qui en résultent, et contre leur propre ignorance, arrachera bien plus de victimes au cholera que ne le ferait l'argent employé en immenses cordons. Qu'on se pénètre bien de cette idée, nous ne saurions trop le répéter, que des lignes militaires ne l'arrêteront pas; mais des précautions prises dans l'intérêt de la partie de la population la plus nombreuse et aussi la plus exposée au fléau, auront des résultats certains, limiteront le nombre des victimes, et offrent le seul moyen, s'il en est un, d'arrêter le mal en lui ôtant ses alimens, et en l'empêchant ainsi de se reproduire sur chaque place.

En même temps, le gouvernement ne doit pas faire comme celui d'Angleterre, qui a été pris à l'improviste. Il en résulte que rien n'était prêt pour recevoir l'hôte redoutable qui a débarqué à Sunderland. Outre toutes les mesures dont nous venons de parler, et dont le gouvernement a déjà pris l'initiative en partie, il faut désigner des locaux pour servir d'hôpitaux, désigner les médecins qui en seront chargés, et préparer tout ce qui est nécessaire pour le traitement des cholériques. Il serait trop tard de prendre ces précautions lorsque le cholera serait parmi nous.

Voilà pour le gouvernement; voici pour les particuliers :

Les précautions bonnes à prendre ressortent immédiatement de la considération des causes qui ont été énumérées.

Avant tout, le régime alimentaire doit être bon. Il ne faut éviter que les excès : rien de plus funeste que les indigestions. De là naît la règle de la tempérance, plus stricte en temps de cholera et plus immédiatement punie que jamais. Une nourriture saine et prise en quantité suffisante, voilà le seul précepte à observer. Cela est facile pour les classes éclairées. Mais les classes inférieures ne quittent guère des alimens grossiers, indigestes et insuffisans, que pour se livrer à des excès non moins funestes. Le seul remède, tout en leur procurant, autant que faire se pourra, les moyens de se mieux nourrir, c'est de leur conseiller de s'abstenir des excès du dimanche et du lundi.

Il ne faut pas moins éviter les refroidissemens.

Ce sont là les deux préceptes capitaux de l'hygiène contre le cholera : tempérance et chaleur.

Les soins, les inquiétudes, les chagrins, la tristesse, seront écartés autant qu'il sera possible. Au moins est-il une terreur qu'il ne tient qu'à nous de bannir ; c'est celle du cholera. Il faudrait avoir l'âme bien faible pour être frappé de crainte dans une maladie qui atteint si peu d'hommes sur toute la population.

Quant aux précautions que peut suggérer les faits de contagion qui paraissent authentiques dans certaines circonstances, les appartemens, les meubles et tous les effets, doivent être désinfectés à l'aide du chlore, et il est inutile que les personnes qui n'ont rien à faire auprès des malades ou dans l'appartement des morts, viennent se mettre en contact avec les émanations cholériques. Mais nous ne conseillerons jamais de négliger aucun des devoirs du sang ou de l'amitié pour un si mince péril.

TRAITEMENT.

Les grandes épidémies, les grandes contagions, ont toujours été l'écueil de la médecine. La cause qui pèse alors sur les hommes est trop puissante ;

elle se joue de leur résistance, et ils ne parviennent à en triompher ou à en atténuer les effets, qu'avec le temps, la science, et les efforts de populations nombreuses.

Le cholera ne fait pas exception à cette règle. Les remèdes les plus divers lui ont été opposés; presque tous ont été trouvés tour à tour inutiles et impuissans. Ce serait presque faire le dénombrement de toute la matière médicale, que d'énumérer les moyens employés contre cette maladie.

Rien ne prouve mieux que cette thérapeutique a été incertaine, infidèle, capricieuse. Qu'on se rappelle ce qu'était le traitement des fièvres intermittentes avant la découverte de la propriété fébrifuge du quinquina. Sur chaque malade on essayait toutes sortes de moyens. On consultait les symptômes, les causes occasionelles, les forces, les habitudes. En un mot, on n'avait pour se guider que des indications fugitives, peu sûres. Car, là où le spécifique manque, il faut rentrer dans les généralités. C'est ce que nous voyons dans le cholera. Un spécifique pareil au quinquina n'est pas trouvé, et nous sommes rejetés sur le terrain de la médecine des symptômes. Il faut avoir présent à l'esprit l'excellent aphorisme de Hufeland :

Généralisez la maladie, individualisez le malade.

Pour généraliser la maladie, il faut considérer quelles sont les indications capitales à remplir dans une affection où l'on ne peut attaquer le mal dans son principe. Or, il est certain que le phénomène le plus menaçant du cholera est ce trouble apporté à la circulation. Il faut donc se hâter de remédier à ce désordre; et les plus utiles moyens sont sans contredit d'une part les révulsions appliquées sur la peau, et la saignée. Le système nerveux paraît aussi affecté dans le cholera, et l'on a pu se flatter que l'opium triompherait de cet effet; mais il s'est montré trop infidèle pour qu'on y place une grande confiance. Ce sont là les points les plus urgens, rappeler la chaleur et le sang à la périphérie, et soulager le gros vaisseau et les organes internes opprimés par la concentration du sang.

Voilà l'indication principale. Mais il y en a une foule d'autres fort importantes. C'est là qu'il faut individualiser. Alors, tantôt l'opium, tantôt l'éther et les excitans diffusibles, tantôt les sangsues, tantôt les potions anti-vomitives, l'eau de Seltz, le vin de Champagne, tantôt les excitans à l'intérieur, l'huile de cajeput, l'alcohol, etc., seront mis en usage avec utilité. Car il y a des évacuations à arrêter, des crampes à faire cesser, des forces à relever, des sueurs à provoquer, la soif à étancher. Rien de tout ce que nous venons de dire ne constitue un spécifique, mais nul doute que l'emploi judicieux de ces divers moyens, leur combinaison appropriée aux différences individuelles, l'insistance particulière sur l'un d'eux, ne sauvent un grand nombre de victimes. Sans doute, là où l'impression morbifique aura été trop puissante, où la constitution détériorée n'offrira aucune ressource, le malade succombera; car nous n'avons pas un remède qui, comme le quinquina, attaque le cholera corps à corps et dans son essence, nous ne pouvons combattre que des symptômes, atténuer des effets, aider des efforts de la nature. Mais tout cela, fait à temps et avec jugement, est encore d'une extrême utilité.

Notons d'abord ce fait, que quelque dangereux que soit le cholera, cependant la nature n'est pas complètement impuissante à le guérir, ainsi que l'ont prétendu quelques médecins. A Madras, on a remarqué que sur 1,507 malades qui n'eurent aucun secours, 1,256 succombèrent, c'est-à-dire, les 5 sixièmes, et que sur 5,453 qui furent traités, 931 seulement sont morts (1 cinquième). On trouve aussi dans plusieurs auteurs des exemples de ces guérisons spontanées.

Remarquons en outre que, plus on commence promptement le traitement, plus les chances de succès sont grandes. C'est de cette manière qu'on s'explique pourquoi la mortalité des hôpitaux militaires est moindre que celle des hôpitaux civils. Les soldats sont conduits dans les hôpitaux aux premiers symptômes qu'ils offrent, tandis que les malades qui appartiennent au civil ne viennent souvent chercher du secours que lorsque le mal a déjà fait de grands progrès.

Les médecins qui ont eu à traiter le cholera, ont tourné leur attention sur des indications différentes, suivant que tel ou tel symptôme a paru prédominant; et, guidés par ces points de vue, ils ont mis leur confiance principale dans tel ou tel médicament. C'est là ce qui a fait les différentes méthodes de traiter le cholera. Exposer la série des remèdes employés contre cette affection, ce serait se perdre dans un dédale, et jeter la plus grande confusion sur cette matière. Mais la distinction des méthodes nous permettra d'exposer avec simplicité et clarté ce qui a été fait dans la thérapeutique du cholera. On verra par là le point qui a frappé particulièrement le médecin, l'indication qu'il a eu le dessein de remplir; et chacun sera en état de juger s'il faut imiter son exemple ou modifier ses préceptes. Ces diverses méthodes ont beaucoup de points par lesquels elles se confondent; mais nous les caractériserons par ce qu'elles ont de plus saillant.

1° Méthode antiphlogistique employée conjointement avec l'opium et le calomel.

Cette méthode est celle de la plupart des Anglais. M. Annesley indique les moyens suivans :

Saignée générale, plus ou moins abondante selon les forces du malade, son tempérament, l'époque avancée de la maladie. Plus elle est faite près du début du cholera, plus les effets sont avantageux. Si l'on peut la pratiquer dans le premier stade, avant que la circulation ait cessé au poignet, on sauvera 9 malades sur 10. Lorsque le sang, qui coulait avec peine et qui était d'une couleur foncée, se met à couler librement et devient plus rouge, on doit voir dans ce phénomène un augure très-favorable. On est souvent obligé, pour faire couler le sang, d'exercer des frictions sur le bras, et de le tremper dans l'eau chaude.

M. Annesley condamne l'opium à hautes doses, mais il l'associe le plus souvent au calomel, ainsi qu'il suit :

Calomel. . . . . gr. xx.
Opium. . . . . . gr. ij.

On revient à ce moyen toutes les deux ou trois heures, suivant l'effet qu'il a produit. M. Annesley pense que le calomel a la propriété de changer la nature de cette matière particulière au cholera que fournissent les intestins; et il pense que tant que la médication n'en a pas modifié les caractères, on n'a fait aucun progrès dans la cure du malade.

En même temps il prescrivait la potion suivante :

Mixture camphrée, une once et demie;
Amoniaque liquide, trente-cinq gouttes;
Sirop d'éther sulfurique, deux gros. — Mêlez.

Chaque dix ou douze minutes on en prend une cuillerée à bouche.

Pour agir sur la peau, M. Annesley ordonne des frictions avec une flanelle sèche, les embrocations avec l'huile de thérébentine, les sinapismes plutôt que les vésicatoires, parce que ces derniers agissent plus lentement; il accorde peu de confiance aux bains chauds.

Voici, au reste, comment il traitait les malades qui arrivaient à l'hôpital de Madras. Aussitôt après leur entrée, une saignée, vingt grains de calomel et deux grains d'opium, frictions sur tout le corps avec la flanelle chaude; embrocations avec l'huile de thérébentine, bouteilles chaudes aux pieds et aux mains. Si l'effet de ces moyens était avantageux, on revenait à l'administration du calomel et de l'opium; le malade pouvait être considéré comme sauvé. On administrait le lendemain un purgatif de calomel et d'aloës, et la convalescence commençait.

Mais si la saignée n'avait point eu un bon effet, si une chaleur brûlante se faisait sentir à l'ombilic, si la peau était froide, couverte d'une sueur froide, le pouls insensible, etc., on appliquait vingt ou trente sangsues sur le ventre. On renouvelait les frictions, et l'on prescrivait une nouvelle dose de calomel et d'opium. Quand les sangsues prennent bien, c'est un bon signe, il faut les laisser tomber; mais quelquefois elles prennent sans sucer; il faut les retirer, et l'on applique un sinapisme sur les piqûres.

Ce sont là les principaux élémens du traitement anglo-indien du cholera. Un peu plus, un peu moins de calomel en font toutes les variations.

2° *Méthode anglaise modifiée.*

En arrivant en Russie et en Allemagne, ce traitement s'est modifié ; le changement consiste dans un emploi beaucoup moins fréquent de l'opium et du calomel, dans l'administration plus active des bains d'eau chaude ou de vapeur.

Il peut se résumer ainsi :

On commence par saigner le malade, et la quantité de sang à tirer se règle sur le temps qui s'est écoulé depuis le début de la maladie, d'après le pouls et la constitution du malade ; si le médecin est appelé tard, que le pouls ne soit plus sensible, et que le corps soit roide et froid, il faut d'abord faire frotter vigoureusement le malade avec des substances spiritueuses et aromatiques, lui faire prendre une infusion de mélisse ou de menthe ; et si ces moyens ne réussissent pas, on le met dans un bain où on continue à le frotter avec de la laine. Dès que le pouls se relève un peu, on saigne le malade, même dans le bain.

Après la saignée, on frictionne le malade avec des spiritueux, surtout le ventre et les extrémités. On continue ces frictions jusqu'à ce que le visage et les bras se réchauffent ; et si les pieds restent froids, on y applique des bouteilles chaudes. Quand on a réussi à réchauffer le malade, on cesse d'entretenir autour de lui des corps chauds, car tout cela le gêne ; on cesse également l'infusion chaude, et on lui donne quelque boisson froide et acidulée.

Tout en frictionnant le malade, on lui applique des sinapismes aux mollets. Si le malade vomit beaucoup, on lui en met un sur la région épigastrique.

Après la saignée, quand le corps se réchauffe,

on donne une décoction de racine de salep avec une mixture d'acide sulfurique, de teinture d'opium et de sucre.

De cinq à quinze gouttes de teinture d'opium pour six onces de décoction de salep, et un scrupule à demi-once d'acide sulfurique.

Si le malade continue à beaucoup vomir malgré le sinapisme sur l'épigastre, on met en ce point quelques sangsues.

Quant à la diarrhée, elle cesse ordinairement d'elle-même; mais si elle affaiblit beaucoup le malade, on prescrira un lavement d'amidon avec cinq à quinze gouttes de teinture d'opium.

Un des symptômes qui tourmentent le plus les malades, c'est la soif; aussi, dès que les évacuations alvines changent de nature, on peut supprimer les infusions, qui dégoûtent promptement les malades, et leur laisser boire de l'eau fraîche. Un morceau de glace que les malades laissent fondre dans leur bouche leur est fort agréable.

3° *Méthode rafraîchissante.*

(Docteur Gottheil de Murawan-Goslin.)

« Quitter la méthode irritante et diaphorétique usitée généralement, pour passer à la méthode rafraîchissante, ce paraît être une témérité. Si l'on réfléchit que la première est loin d'être heureuse dans ses résultats, on verra qu'un pareil changement est chose permise, et je n'ai pas hésité à le faire, n'ayant pas été content des résultats que m'a donnés la méthode irritante à Rogasen (duché de Posen). On est parti du principe que la nature est tout-à-fait passive dans le cholera, et l'on se trompe. Pour moi, toute l'indication est de seconder la nature dans ses efforts pour ranimer la muqueuse intestinale, et, ce qui remplit le mien, ce sont les sels rafraîchissans et l'eau froide. J'ai donc traité les malades, de concert avec mon ami Michalsen, d'après les simples moyens qui suivent ;

℞ Sulfate de magnésie.	℥	j.
Carbonate de magnésie..	ʒ	j.
Emulsion de semence de pavot blanc.	℥	vj.
Teinture d'opium.	℈	ß.
Sirop simple.	℥	j.

« Toutes les heures ou toutes les deux heures une cuillerée à bouche. Le malade vomit rarement cette potion. Si cela arrive, on en donne une nouvelle cuillerée, qui ordinairement est gardée. Pour boisson, on prescrit l'eau froide, et des sinapismes sont appliqués sur les mains, les mollets et le ventre ; quelquefois on pose des sangsues à l'épigastre.

« Par cette méthode, nous avons guéri au moins 60 malades qui étaient atteints du cholera exquis, et il reste, comme fait incontestable, que la méthode rafraîchissante est applicable aussi dans le cholera. »

4° *Méthode diaphorétique et excitante.*

Traitement employé par le docteur Romberg de Berlin, dans un hôpital, pour le cholera.

Immédiatement après leur entrée, les malades sont mis dans un bain de 30 degrés Réaumur, aiguisé par 6 onces d'acide (acide muriatique et acide nitrique aa ℥ iij). Pendant les dix ou quinze minutes qu'ils restent dans le bain, les extrémités, le dos, le bas-ventre et la poitrine sont doucement frottés par deux infirmiers; puis les malades sont enveloppés d'une couverture de laine, et transportés dans un lit. Deux sinapismes activés par la teinture de cantharides, sont placés, l'un sur l'épigastre, l'autre entre les deux épaules. Pour entretenir plus long-temps la chaleur qui a été communiquée au malade par le bain, et qui se dissipe comme dans un corps inerte, et en même temps pour assouplir la peau et les muscles, un bain de vapeur est donné au malade sous ses couvertures de laine. Puis on change les couvertures humides, et, tout en évitant soigneusement tout refroidissement, on commence les frictions des extrémités inférieures avec l'essence d'angélique composée ; le meilleur moyen est de se servir de flanelle pour ces frictions. Elles sont très-agréables au malade, et il faut les renouveler fréquemment.

Les moyens intérieurs sont différens, suivant l'état des malades. Si les évacuations durent, et surtout si elles sont violentes, M. Romberg fait prendre la potion de Rivière, une cuillerée toutes les heures ; et s'il y a une grande prostration, il prescrit 10 ou 15 g. de *liquoris ammonii succinici*, toutes les demi-heures ou toutes les heures, dans une infusion de menthe. Si la diarrhée prédomine, il ordonne l'acide muriatique.

Eau de fontaine	℥ ij.
Acide muriatique	ʒ j.
Gomme arabique, sirop ordinaire. .	aa ℥ j.

Toutes les deux heures une cuillerée à bouche.

Quand la diarrhée et les vomissemens ont cessé, ou ne se montrent qu'à de longs intervalles, il emploie le camphre.

Eau de fontaine.	℥ iij.
Camphre.	ʒ j.
Liq. amm. succ.	ʒ ij.
Sirop ordinaire.	℥ j.

Toutes les deux heures une cuillerée à bouche.

La continuation de ce traitement dépend du succès. Si dans trois ou quatre heures il n'y a point d'effet produit, il fait prendre un nouveau bain de vapeur ; et si le corps se refroidit encore, si le pouls ne se relève pas, le malade est remis dans le bain chaud et acide ; l'on emploie de nouveau des rubéfians actifs, on accroît aussi la dose de liqueur ammoniacale.

5° *Méthode où prédomine le bismuth et l'opium.*

Remarque sur le traitement du cholera en Pologne, par le docteur Goldberg de Kalisch.

« J'ai eu occasion d'observer cette maladie sous toutes les formes, m'étant trouvé médecin de l'hôpital militaire du cholera à Powazek, près de Varsovie, depuis le 28 juin jusqu'au 30 juillet, et ayant traité, dans cet intervalle, 864 malades, sur lesquels 214 sont morts. Envoyé plus tard dans la vaivodie de Kalisch, j'y ai traité encore des centaines de cholériques. A Powazek, mes malades étaient partagés en dix salles, ou plutôt baraques, et, dans chaque salle, je suivais un traitement différent ; mais je vis bientôt que cette méthode était vicieuse ; je commençai à individualiser le traitement, et ce fut avec succès. Dans la plupart des cas, cependant, j'ai prescrit utilement le bismuth à petites doses, uni à l'opium. De 516 malades sur lesquels ce moyen a été employé, 84 seulement sont morts.

« Ma formule est :

Magist. bismuth.	gr. ij.
Opii puri.	gr. un quart.
Sacchari albi.	ʒ ß.

« Faites six paquets, en poudre, un toutes les deux heures.

« Quand le vomissement et la diarrhée cédaient, que le pouls devenait sensible sans que la chaleur se fît encore sentir, je prescrivais :

Magist. bismuth.	gr. vj.
Camphor.	gr. ij.
Sacchari albi..	℈ j.

« Six paquets, un toutes les deux heures.

« On fait pendant ce temps-là des frictions continuelles sur les extrémités, avec de l'alcohol chaud, dans lequel on a fait bouillir de la moutarde. Je n'ai vu aucun résultat utile de l'application des moxas. Des bains chauds, employés à temps, sont d'un grand effet. Dès que le pouls commence à se faire sentir à la suite de la médication, c'est là le moment favorable pour mettre le malade dans le bain. Employés plutôt, ils ont été constamment nuisibles. Quatre malades, mis dans le bain aussitôt après leur arrivée à l'hôpital, y sont morts en cinq à huit minutes, devant le docteur Antomarchi. Il en arriva autant à plusieurs autres.

« Je prescris pour boisson une infusion de mélisse ou de menthe.

« Tel est le traitement que j'ai employé, et avec succès, tant à Varsovie qu'à Kalisch ; mais souvent j'ai dû le modifier, et j'ai eu quelquefois recours aux saignées, plus souvent aux sangsues sur l'épigastre. »

6° *Méthode antispasmodique.*

Au début du mal, infusion de tilleul et de sureau, ou même un scrupule d'eau de laurier-cerise dans six onces d'eau avec quinze ou vingt gouttes de teinture d'opium, à prendre dans un jour. Une infusion de thé avec un peu de rhum a été aussi trouvée fort utile. Voilà pour le premier stade.

Quand la maladie parvint au second, M. Zachar, médecin gallicien, employa avec un grand succès, et plusieurs autres médecins à son exemple, la prescription suivante :

℞ Tinct. ratanh. drachm. duas.
Aq. laur. ceras. drachm. unam.
Laud. liq. Syd. scrup. unum.

Toutes les cinq, dix minutes 5, 15 gouttes.

On donne cette teinture dans une cuillerée d'une décoction de salep, ou d'eau de fleurs de sureau. Le vomissement et la diarrhée, surtout le premier, sont souvent arrêtés par là immédiatement, toujours apaisés en quelques heures, et l'on gagne ainsi du temps. Si la première dose est vomie, on en donne une autre.

Ailleurs, on a eu recours à d'autres antispasmodiques. On a prescrit avec succès la mixture de M. Hope :

Acide nitrique, un gros.
Teinture d'opium, 40 gouttes.
Mixture camphrée, une once.

Mais il arrive quelquefois que le camphre n'est pas supporté. Alors on a recours à l'infusion de serpentaire avec la liqueur d'Hoffmann, et quelquefois à une préparation que les Allemands appellent *elixir aurantiorum compositum*, et qui se formule ainsi :

Infus. rad. serpentariæ (une onse de racine sur 8 onces d'eau).
Spir. nitrico-ætherei. . . . . } aa ℥ ß.
Pulv. gummi mimosæ. . . . . }

Une cuillerée à bouche toutes les heures.

Dans tous ces cas, on emploie toujours la chaleur et les excitans extérieurs.

Quand la chaleur et le pouls sont revenus, mais que les malades sont cruellement tourmentés par des vomissemens convulsifs, l'huile essentielle de camomille, dissoute dans l'éther sulfurique, s'est montrée utile.

C'est à cette méthode qu'il faut rapporter la pratique de M. Deville, médecin français, qui a eu beaucoup de succès dans les Indes-Orientales. Il prescrivait 30 gouttes d'éther sulfurique dans un verre d'eau sucrée, à prendre d'heure en heure; quelquefois il y joignait l'opium.

7° *Méthode par le froid.*

Les Persans ont beaucoup employé cette méthode. Plusieurs médecins allemands l'ont essayée, et l'ont louée. Voici une observation du docteur Casper, de Berlin, qui l'a plusieurs fois employée :

« L'ouvrier Jean John, âgé de 51 ans, vint le 18 novembre se présenter à l'hôpital. Avant mon arrivée, il fut saigné. A neuf heures, je le trouvai dans l'état suivant : yeux vifs, visage à peine affaissé, peu livide; pouls mou, 96 pulsations; corps chaud. Le malade dit qu'il souffrait depuis huit jours de la diarrhée, à laquelle les vomissemens s'étaient joints depuis la veille. La voix n'était pas, à proprement parler, cholérique; il y avait des crampes dans les mollets. Les matières évacuées avaient tous les caractères de la maladie. Le malade avait des bourdonnemens dans les oreilles, comme presque tous les cholériques. La respiration était courte et peu profonde. Le cas paraissait un cholera léger. On se contenta de prescrire des embrocations chaudes sur l'abdomen.

« Mais à deux heures, tout avait empiré; le malade portait le type du cholera le plus grave. Le visage était affaissé, les yeux enfoncés, tournés en haut. John n'avait plus sa connaissance, chose très-rare; il ne répondait que d'une voix sourde; la bouche n'avait que 21 degrés (Réaumur), le nez que 18. C'est, d'après mes expériences, la température ordinaire dans les choleras graves. Point de pouls aux extrémités, point de battemens de cœur perceptibles même au stéthoscope, seulement frémissement des carotides. Les évacuations s'étaient arrêtées; les mains étaient plissées et bleues, et le malade ne sortait de son apathie que lorsque les crampes le tourmentaient. Enfin, une sueur abondante et chaude couvrait le tronc, ce qui est un des signes les plus défavorables.

« John fut mis dans un bain tiède, et on lui versa sur la tête, le dos et la poitrine, cinq sceaux d'eau froide, et, en outre, on lui vida sur le tronc, en forme de douche, huit grands pots d'eau froide. Ce moyen puissant ne produisit aucune réaction. Alors on le mit dans des couvertures de laine, et, tandis que les extrémités étaient couvertes de linges trempés dans un liquide très-chaud, on lui arrosait continuellement la tête et le tronc avec de l'eau à la glace.

« A huit heures du soir, un mieux très-sensible s'était manifesté; des vomissemens et des déjections énormes avaient eu lieu, et le pouls avait recommencé à se faire sentir. Le malade était revenu à lui; les bourdonnemens d'oreille, qu'il comparait au bruit d'un marteau de forge, avaient presque cessé. La voix était redevenue distincte, quoique faible. Les douches froides furent continuées jusqu'à onze heures.

« La nuit se passa tranquillement; les vomissemens cessèrent, les selles changèrent de nature, et le pouls se releva si bien, que la conjonctive commençant à rougir, je fis mettre douze sangsues au front; le corps était uniformément chaud, et la bouche avait une température de 27 degrés. La convalescence ne tarda pas à se déclarer, et elle fut courte, comme elle l'est presque toujours dans le cholera. »

Ailleurs, M. Casper recommande dans les termes suivans cette méthode :

« J'appelle l'attention des médecins sur l'emploi du froid. Celui qui veut s'en servir, doit consulter les indices, et surtout ne pas perdre courage trop tôt; il n'y a pas de maladie où l'on désespère aussi vite que dans le cholera. S'il est encore quelque indication dans les cadavres vivans, qui, frappés par le *cholera asphyxiant*, restent froids et sans pouls, dans un demi-sommeil, ce ne peut être que de rétablir l'équilibre entre la circulation de la périphérie et celle de l'intérieur, et d'enlever par un puissant excitant la congestion interne. Tout médecin a reconnu que les bains chauds ou de vapeur, que les irritans, étaient bien insuffisans. L'eau froide est alors d'un grand secours. Je fais arroser le tronc des malades avec de l'eau, et j'y joins, toutes les trois ou quatre heures, des douches également froides. Dans l'intervalle, des applications glacées sont faites sur la tête, la poitrine et le ventre, et je ne donne aux malades que de l'eau froide à boire; en outre, des lavemens d'eau froide avec le sel ou le vinaigre sont administrés. Cette médication doit être suivie avec persévérance. Si le pouls se relève, les affusions sont continuées avec de l'eau tiède. Dans les cas graves, je ne fais plus pratiquer de saignées; car cette opération n'est qu'un tourment de plus pour les malades. »

Il résulte des observations de M. Casper et de

celles de plusieurs autres médecins, que le froid est souvent utile, même dans les formes les plus dangereuses du cholera. Pour en retirer tout l'avantage que ce moyen peut fournir, il faut à la fois arroser le corps, en donner pour boisson, et la faire prendre en lavement.

8° *Vomitifs.*

Il paraît singulier d'employer les émétiques dans une maladie qui, comme le cholera, a pour symptômes des vomissemens abondans. Cependant ils ont été essayés.

Plusieurs médecins de Bude ont employé l'ipécacuanha à dose vomitive, et la poudre de Dover à l'intérieur; à l'extérieur des embrocations aromatiques, des frictions, des révulsions.

Mais ils recommandent (et là-dessus tous les médecins qui ont employé ce remède paraissent unanimes) de n'y avoir recours qu'au début de la maladie, et lorsqu'il y a des signes de gastricité. Dans ces cas-là, il amoindrit la maladie, et donne au second stade un caractère particulier de bénignité.

Voici, au reste, la manière dont M. Draut, médecin de Vienne, a usé de l'ipécacuanha :

« Au début, lorsqu'il y a des symptômes gastriques, ou quand même, sans ces symptômes, les malades rapportent l'origine de leur mal à un repas mal digéré, je prescris, tous les quarts-d'heure x, xv gr. de poudre d'ipécacuanha, jusqu'à ce que vomissement s'en suive. Quand le cholera n'a pas une grande intensité, il survient des évacuations critiques, et la guérison est opérée en 34 ou 36 heures. J'emploie encore ce moyen en l'absence même des indications susdites, chez les sujets à constitution molle, à pléthore veineuse; mais, si rien n'indique l'emploi de l'ipécacuanha, je donne un huitième ou un demi-grain de camphre toutes les demi-heures; ce médicament a l'avantage de soulager le pouls, de répandre de la chaleur sur le corps, et de favoriser la diaphorèse.

« Quand la diarrhée cholérique s'établit, le malade prend toutes les demi-heures une infusion de 6, 15 gr. de poudre d'ipécacuanha dans six onces de colature, avec addition de 6, 12 gouttes de laudanum de Sydenham. En même temps, on essaye, par tous les moyens, de réchauffer le malade.

« Si néanmoins la voix devient rauque, si les crampes et l'anxiété précordiale augmentent, un sinapisme est placé sur l'épigastre. Ce moyen échoue-t-il, j'en viens à administrer le camphre à intervalles très-rapprochés (un quart-d'heure, un demi-quart d'heure); j'augmente la dose, surtout si la maladie paraît s'approcher de son second stade. Le massage soulage beaucoup les crampes. Les extrémités inférieures, quand elles se refroidissent, doivent être frottées avec des brosses trempées dans de l'alcohol camphré et chaud. Les sinapismes seront appliqués sur tout le tour des jambes. Si les mains se refroidissent, si une sueur froide et visqueuse commence, on humecte le visage et les mains avec de l'alcohol, et on les frotte comme les jambes; si l'intelligence se trouble, et qu'en même temps les évacuations alvines se ralentissent, je fais frotter le derrière des oreilles et le dos avec l'ammoniaque pure, réappliquer des sinapismes sur le ventre, la poitrine et les jambes, et on ne les enlève que lorsque les malades se plaignent d'une vive cuisson. Quelque peu d'évacuations alvines, semblables à de la bouillie, annonce, dans le troisième stade, une crise favorable;

des vomissemens bilieux, des déjections bilieuses, ont, dans le second, la même signification. Alors, dans l'infusion de l'ipécacuanha, je substitue au laudanum de Sydenham, l'hydrochlorate d'ammoniaque (6, 24 grains), et on en prend toutes les heures deux cuillerées à bouche. Le camphre est continué, mais à des intervalles de deux à trois heures.

« Ce qui, d'après mon expérience, soulage le mieux la soif intolérable des cholériques, c'est le jus de framboises avec de l'esprit de sel dulcifié, que l'on mêle à une décoction de salep. »

Le tartre stibié a été aussi mis en usage, mais non de la même manière. Le docteur Friese de Stallupoehnen (Prusse), n'ayant vu réussir ni l'opium ni la saignée, a prescrit à ses malades un autre traitement, dont le tartre stibié fait la base.

« Dans le commencement, dit M. Friese, j'employais le carbonate de potasse, l'eau de menthe, et, pour rendre la circulation plus libre, je pratiquais la saignée; mais les forces tombaient, et alors ni valériane, ni serpentaire, ni musc, n'étaient plus d'aucune utilité. Le hasard m'a conduit à essayer un moyen plus énergique, le vin émétique, qui répand promptement une chaleur générale, et soulage la circulation. Je le donnai à des doses telles (30 gouttes toutes les demi-heures), que le vomissement était augmenté, et, qu'après l'évacuation des matières, des nausées continuelles étaient entretenues. Ces efforts violens produisaient une transpiration que je soutenais par des frictions avec le liniment ammoniacal, la teinture d'Euphorbe et de cantharides. L'ammoniaque rougissait promptement la peau; il s'y formait des vésicules; les malades se plaignaient d'une vive cuisson, et la diaphorèse survenait. J'avais aussi recours aux sinapismes, et quelquefois aux bains chauds. Quand la sueur était bien établie, je suspendais le vin stibié et les frictions, et je donnais des infusions chaudes. Au moment où le tartre stibié produisait des vomissemens, les déjections alvines se suspendaient.

« Dès-lors le cholera était guéri, et il ne restait plus qu'à combattre les maladies secondaires, quand elles survenaient.

« Depuis ces essais, je suis devenu plus hardi dans l'emploi du vin émétique ; je l'ai donné à si fortes doses, qu'un vomissement violent s'établissait aussitôt ; la transpiration générale vient plus promptement, et avec elle se relèvent le pouls et les forces. J'ai guéri plusieurs malades par ce moyen ; je suis loin de soutenir que ce soit un spécifique, et qu'il mérite plus de confiance que tant d'autres tant loués. Cependant je ne puis m'empêcher de souhaiter qu'il soit soumis à une expérience plus générale. »

9° *Noix vomique.*

L'extrait de noix vomique a été employé et vanté par plusieurs médecins. Voici ce qu'en dit M. Kuczkowski, médecin militaire russe : « Ayant eu l'occasion d'observer, pendant la campagne de Pologne, plus de 600 cholériques, je fus conduit par ma propre expérience à employer, après les saignées nécessaires, les frictions et l'application de ventouses scarifiées le long de l'épine, l'extrait aqueux de noix vomique, que j'ai prescrit avec un grand succès à la dose d'un quart de gr. ou d'un demi-grain toutes les deux heures, et, dans les cas pressans, toutes les heures. Alors, je m'abstenais de tout moyen irritant, et même de l'opium. »

10° *Ammoniaque.*

M. Koehler, médecin polonais, considérant la tendance du sang à la partie de la périphérie vers le cœur et les gros vaisseaux, recommande souvent la saignée. Il a plus spécialement employé l'ammoniaque liquide. Il donne aux enfans une goutte de cette liqueur toutes les heures, dans une cuillerée d'eau, et aux adultes quatre, cinq, six gouttes dans le même véhicule. A l'aide de ce moyen, il arrête souvent les vomissemens et les évacuations. Lorsqu'il y a de l'amélioration, il diminue successivement les doses. « J'ai remarqué, dit M. Koehler, que lorsque je cessais tout à coup l'ammoniaque, les évacuations revenaient, et les vomissemens reparaissaient dès que les malades prenaient une boisson tiède quelconque. »

La carbonate d'ammoniaque (*liquor cornu cervi*) a été aussi mis en usage. M. Berendt, de Dantzig, rapporte ainsi le résultat de ses expériences à ce sujet :

« Un jeune homme de 19 ans fut saisi, le soir, du cholera, à la suite d'un refroidissement. Le lendemain matin, il prit quelques cuillerées de la potion de Rivière, quelques gouttes de teinture d'opium safranée, mais sans effet. Les vomissemens et la diarrhée persistaient; les extrémités étaient froides et bleues, les yeux profondément enfoncés, le pouls à peine sensible. Je prescrivis, toutes les heures, six grains, et cette dose me paraissant insuffisante, huit grains de carbonate d'ammoniaque. Dès la quatrième dose, le pouls commença à se relever, la chaleur revint, et les vomissemens diminuèrent. Je diminuai les doses, et je fis interrompre les frictions, qui avaient été pratiquées continuellement jusqu'alors. Au bout de 30 heures tous les symptômes alarmans du cholera avaient disparu; une congestion cérébrale y succéda; mais elle fut enlevée par des antiphlogistiques. »

Encouragé par ce succès, M. Berendt a employé le carbonate d'ammoniaque sur dix malades; huit ont guéri. Il mélangeait ce sel avec dix ou douze grains de gomme arabique, un peu de sucre, et faisait dissoudre chaque paquet dans de l'eau d'orge.

11° *Huile de cajeput.*

Plusieurs médecins anglais s'en sont servis dans l'Inde avec avantage; mais les médecins russes paraissent en avoir été peu satisfaits. Néanmoins elle a été essayée à Berlin, et avec succès. Il faut surtout l'administrer au début du mal; mais, dans les périodes suivantes, elle offre encore des chances de succès. Les malades en ressentent souvent une chaleur agréable à l'estomac, qui se propage dans tout le corps.

Elle se donne à la dose de 20 à 40 gouttes dans du thé. On a essayé encore, mais sans succès, le sulfate de quinine, la transfusion du sang, le galvanisme.

Nous venons de passer en revue, aussi exactement qu'il nous a été possible, les différentes méthodes par lesquelles on a combattu le cholera. On sent que nous n'avons pu indiquer que les caractères principaux de ces méthodes, qui ont été plus ou moins altérées par les médecins qui les ont employées. Les matériaux nous manquent pour établir quelle a été la plus utile; peut-être même, dans l'absence d'un spécifique, était-il impossible d'établir arithmétiquement la supériorité de l'une sur l'autre. Elles ont toutes, suivant les circonstances, des avantages que le jugement du médecin doit lui faire reconnaître. Le cholera ne présente pas dans tous les lieux ni chez tous les individus la même prédominance, et telle méthode qui aurait réussi dans un certain pays et sur une certaine classe, pourrait bien échouer ailleurs. On serait donc induit en erreur par l'arithmétique médicale, et il en faudrait toujours revenir à l'appréciation des particularités.

Quoi qu'il en soit, ces différentes méthodes, déjà tant de fois essayées, devront être notre point de départ, quand nous aurons à traiter le cholera, soit que nous voulions les imiter, soit que nous voulions les modifier. C'est une expérience toute faite, qu'il n'est permis ni d'ignorer ni de négliger. Il est facile, avec la connaissance du caractère de la maladie, de comprendre quelles sont les indications qui ont amené dans chaque méthode la prédominance de telle ou telle médication. Quelque diverses qu'elles soient, elles ont toutes recours à des moyens puissans d'excitation extérieure. Quant au désordre de la circulation, toutes veulent y porter remède, mais c'est par les moyens qu'elles diffèrent. Aucunes d'elles ne prend en considération la suppression de l'urine; ce symptôme a toujours été considéré comme secondaire; il cesse dès que les autres cessent.

On essayé encore, mais sans aucun succès, le sulfate de quinine, la transfusion du sang et le galvanisme. M. Dieffenbach, à Berlin, a ouvert l'artère, et même l'artère brachiale, chez des cholériques gravement atteints, sans pouvoir obtenir du sang.

TRAITEMENT DES MALADIES SECONDAIRES.

Nous avons vu que le cholera donnait naissance à des maladies secondaires, qui offrent autant de danger que la maladie principale. C'est tantôt une congestion cérébrale accompagnée de délire, un typhus cholérique, tantôt une inflammation de l'estomac et des intestins; plus rarement la poitrine est attaquée.

Dans ces cas, l'opinion des médecins paraît assez concordante : c'est le traitement antiphlogistique qu'ils recommandent. Aussi, quand la conjonctive rougit, que la tête est chaude, le pouls fréquent, la peau sèche, les évacuations supprimées, que le malade délire, il faut avoir recours à la saignée et aux sangsues, suivant les cas. On prendra garde à ne pas employer les nervins et les excitans, qui sont dangereux dans cette période. M. Casper recommande aussi, dans toutes ces affections, les douches froides.

Si c'est une gastro-entérite qui se manifeste, on fera mettre des sangsues sur l'abdomen, et on s'abstiendra de tous les remèdes excitans qu'on emploie dans le cholera.

Enfin, les maladies de poitrine secondaires réclament la même thérapeutique.

Il est encore quelques affections plus rares et moins importantes qu'on a remarquées après le cholera, telles sont des éruptions assez semblables à la rougeole.

Quelquefois une diarrhée opiniâtre persiste après la disparition de tous les autres symptômes, et peut même, par son abondance, compromettre la vie du malade. L'opium, l'extrait de ratanhia, se sont montrés utiles dans ces cas.

La convalescence est fort courte ordinairement après le cholera; elle se prolonge davantage lorsqu'il survient quelque maladie secondaire. Elle n'exige guère que des précautions hygiéniques.

Nous terminons ces recherches sur le cholera par la traduction d'une observation de cholera, tracée par le malade lui-même.

Observation de cholera rédigée par le médecin qui en a été le sujet (ce médecin a 24 ans, est d'une constitution vigoureuse, et a toujours joui d'une bonne santé).

Le 11 octobre je pris une place d'aide du docteur Casper, dans l'hôpital du cholera, n° 4. Je me portai très-bien jusqu'au 15, jour auquel je fus pris d'une diarrhée modérée. A part l'infection dans l'hôpital, je ne puis imaginer d'autre cause occasionelle, que mon changement de vie, et peut-être aussi de petits refroidissemens auxquels j'étais fréquemment exposé en me relevant pendant la nuit. Cependant ma santé n'en souffrait pas du reste, je faisais mon service, et ne m'occupais pas de la diarrhée. Ce jour-là, je mangeai au repas du soir des pommes de terre et du poisson grillé, et bus de la bierre blanche. Vers minuit je me mis au lit, et m'endormis bientôt; mais je fus réveillé, et j'eus trois selles liquides. Le lendemain matin, vers six heures, je sentis en me levant une grande lassitude, de l'embarras dans la tête, des nausées et de la pression à l'épigastre. Je visitai encore les malades de mon service, mais je devins soudainement si faible, que je pus à peine regagner mon lit sans tomber. J'examinai ma langue, et la trouvai couverte d'un enduit blanc et visqueux. Cette circonstance, l'envie de vomir, la pression à l'épigastre, la persistance d'une diarrhée aqueuse, et l'écart que j'avais commis, me décidèrent à prendre aussitôt un vomitif (25 grains d'ipécacuanha en poudre). Il en résulta le vomissement répété d'une matière muqueuse, blanchâtre, mêlée de fragmens de pommes de terre et de poissons non digérés; ce qui parut d'abord me donner du soulagement. Cependant le vomissement persista; mais la diarrhée cessa pour quelques heures. Vers neuf heures du matin, M. Casper me visita. D'après le journal tenu très-exactement sur moi comme sur les autres malades de la maison, les signes du cholera confirmé étaient déjà très-frappans. Le visage était tiré, d'un bleu livide, les yeux caves, le front, le nez et les joues froides, couverts d'une sueur visqueuse et froide; la langue enduite d'une couche jaunâtre; la tête était légèrement embarrassée, la voix encore bonne, la respiration libre, le tronc assez chaud, mais les extrémités froides. Le ventre était tout-à-fait indolent, de sorte que même une forte pression n'y déterminait pas de douleur. Le pouls était concentré, petit, les pulsations à peine distinctes les unes des autres, les vomissemens et la diarrhée violens; les matières évacuées avaient l'apparence de l'argile, et étaient très-abondantes; des crampes fréquentes dans les mollets, très-fortes et très-pénibles, et beaucoup d'anxiété, augmentaient encore mes souffrances. On me prescrivit une décoction de salep avec l'acide de Haller, à la dose d'une cuillerée à bouche toutes les heures. Jusqu'à onze heures avant midi, mon état se modifia peu; mais alors tous les symptômes crûrent successivement en violence, de sorte que vers deux heures je présentai d'une manière frappante le type du cholera. C'étaient surtout les crampes dans les mollets qui revenaient avec fréquence et beaucoup d'intensité ; mais elles cédèrent promptement à des frictions faites avec la main nue, tandis que des frictions avec l'alcohol camphré ou avec de la flanelle ne produisirent aucun soulagement. Elles s'annonçaient ordinairement par un léger picotement dans les jambes, et éclataient au moindre mouvement du corps. La diarrhée et les vomissemens étaient très-forts; les évacuations caractéristiques, le désir d'eau froide extrême ; ce qui me fit croire que c'était là mon seul moyen de salut, que la nature elle-même m'indiquait. Aussi je fus très-tranquillisé, quand on me prescrivit d'en boire; on me donna à l'intérieur de l'eau de Seltz avec de l'extrait de jusquiame, pour adoucir la violence des crampes et augmenter l'action de la peau, et on renouvela les frictions, l'application de bouteilles chaudes; en outre, un grand sinapisme fut placé sur l'épigastre. Néanmoins, mon état empira de plus en plus, de sorte que vers le soir je croyais que j'allais expirer. Je ne souhaitai rien tant que d'avoir auprès de moi mon frère, et je ne puis dire combien je fus content de le voir. Mon intelligence était très-nette, et je connaissais toute l'étendue du péril où je me trouvais. J'avais toujours devant mes yeux l'image de plusieurs malades morts du cholera, et aucune ne me paraissait aussi complète que celle de ma maladie. Ces souvenirs contribuèrent beaucoup à me faire perdre tout espoir de guérison; mon visage était alors, suivant la description, tiré, bleu, cadavérique, d'un froid glacial, et couvert d'une sueur visqueuse; les lèvres bleues, la langue froide, la voix rauque, la soif inextinguible, les extrémités et le reste du corps encore un peu chauds, le pouls et les battemens de cœur n'étaient plus sensibles que comme un léger frémissement, la diarrhée et les vomissemens persistaient avec violence, et les matières ressemblaient à du lait. Des crampes fréquentes dans les mollets, beaucoup de gêne et un sentiment tout particulier d'angoisse que je ne puis comparer à rien, rendaient mon état très-douloureux; j'avais la conviction que rien ne pouvait me soulager, et je sentis un grand désir des secours de la religion; quoiqu'il fût dix heures du soir, un prêtre vint me trouver. Ses consolations me tranquillisèrent. Vers dix heures et demie, la gêne et l'angoisse intérieure étaient à leur comble, de sorte que je craignais à chaque instant de mourir étouffé. Je demandai ardemment que l'on me saignât. Après un examen attentif, on y consentit; mais comme le pouls était à peine sensible, le sang ne coula qu'avec difficulté, comme c'est l'ordinaire dans des cas pareils, et on ne put en tirer que huit onces. Pendant que le sang coulait, mon état s'améliora à vue d'œil; l'anxiété diminua beaucoup, et le pouls se fit sentir. Mais ce mieux-être ne dura que cinq minutes, et tous les accidens reparurent. Pour ranimer les forces vitales qui tombaient, pour faciliter la circulation, on me donna tous les quarts d'heures quelques cuillerées de vin de Champagne; dans l'intervalle on me permettait de boire lentement autant d'eau fraîche. En outre, j'usais d'une décoction d'orge sucrée et aiguisée avec du jus de citron. L'effet fut très-sensible. Aussitôt que le vomissement survenait, je prenais une cuillerée de Champagne, et il cessait immédiatement. Bientôt après, vers minuit, les évacuations alvines cessèrent aussi. Mais cette circonstance ne me rassurait guère, car tous les autres symptômes de danger persistaient. La gêne et l'anxiété semblaient même s'accroître; aussi, malgré toutes les prières et les exhortations, je me roulais dans mon lit, et je ne pouvais supporter aucune couverture. J'agitais continuellement les mains et surtout les pieds, sans y trouver de soulagement. On me mit des sinapismes à la plante des pieds. Vers 6 heures il se manifesta de la tendance à la transpiration. La chambre fut alors beaucoup échauffée, mon corps frotté fortement et enveloppé de plusieurs couvertures de laine. Peu à peu l'oppression et l'anxiété se perdirent, un sentiment de chaleur qui partait de l'abdomen se répandit sur le corps, le pouls devint sensible, je sentis que j'étais sauvé. Vers neuf heures, M. Casper me visita de nouveau, accompagné des médecins étrangers qui suivaient l'hôpital et qui m'avaient vu la veille. Ils me félicitèrent de la tournure favorable qu'avait promptement prise ma maladie : mais vers midi les forces tombèrent de nouveau, le visage et les extrémités se refroidirent et se couvrirent de sueur froide, le pouls devint petit, à peine sensible. Cependant le vomissement, la diarrhée, les crampes et l'anxiété interne ne revinrent pas. D'après ces symptômes, on avait à craindre la transformation si fréquente du cholera en un typhus particulier. Une mixture de camphre et de succin me fut donnée toutes les heures, et toutes les demi-heures une cuillerée de Champagne. Alors survint la réaction dans l'appareil circulaire, le sang se porta surtout au cerveau; on me mit des sangsues au front et des applications froides sur la tête; vers huit heures du soir une sueur chaude et générale parut avec tant d'abondance qu'il semblait que je fusse arrosé d'eau chaude. Elle dura presque toute la nuit, pendant un sommeil tranquille. Le matin j'étais très-bien, et je pris avec appétit une tasse de café. A dater de ce moment la convalescence marcha si rapidement que cinq jours après je repris mes fonctions d'aide.

« C. Truatschel. »

(Berliner cholera-zeitung.)

FIN.

TABLE DES MATIÈRES.

FIN DE LA TABLE.

www.ingramcontent.com/pod-product-compliance
Ingram Content Group UK Ltd.
Pitfield, Milton Keynes, MK11 3LW, UK
UKHW031849260826
14628UKWH00002B/686